치매 예방을 위한
어르신들의 화투 색칠놀이

치매 예방을 위한

어르신들의 화투 색칠놀이

초판 1쇄 발행 | 2023년 04월 30일

그린이 | 김지호

발행인 | 김선희 · 대 표 | 김종대
펴낸곳 | 도서출판 매월당
책임편집 | 박옥훈 · 디자인 | 윤정선 · 마케터 | 양진철 · 김용준

등록번호 | 388-2006-000018호
등록일 | 2005년 4월 7일
주소 | 경기도 부천시 소사구 중동로 71번길 39, 109동 1601호
       (송내동, 뉴서울아파트)
전화 | 032-666-1130 · 팩스 | 032-215-1130

ISBN 979-11-7029-230-2 (13650)

· 잘못된 책은 바꿔드립니다.
· 책값은 뒤표지에 있습니다.

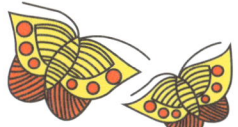

치매 예방을 위한

어르신들의
화투 색칠놀이

김지호 그림

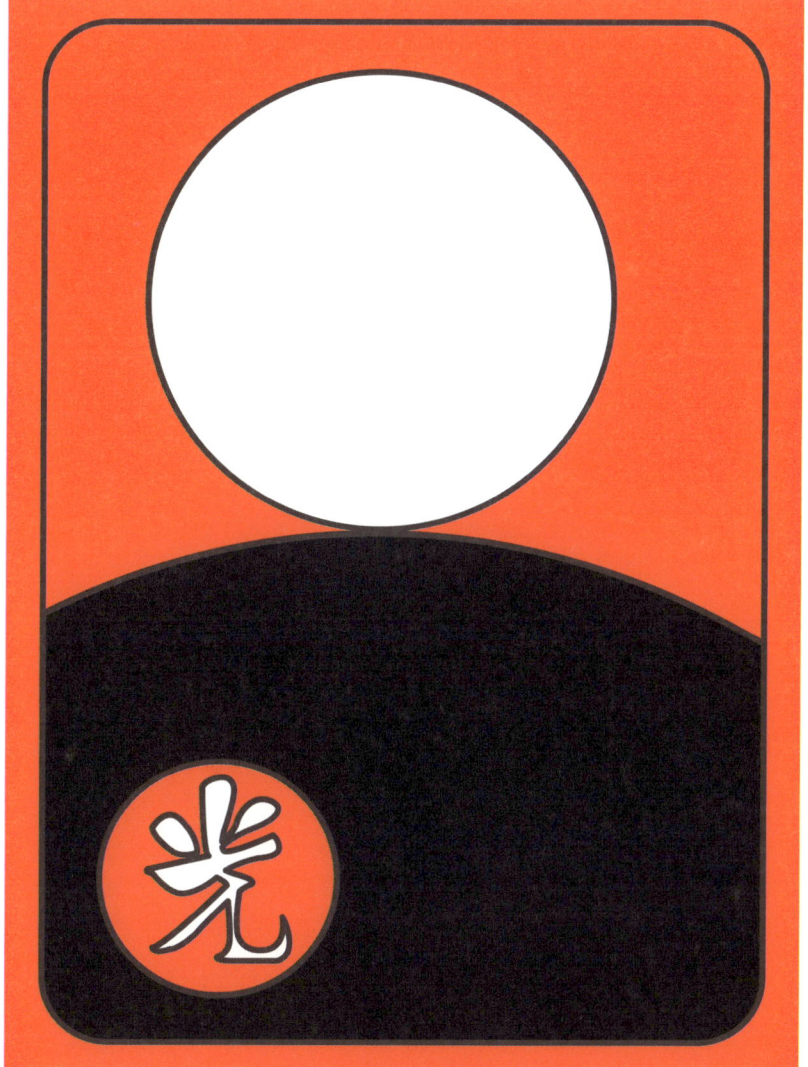

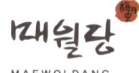

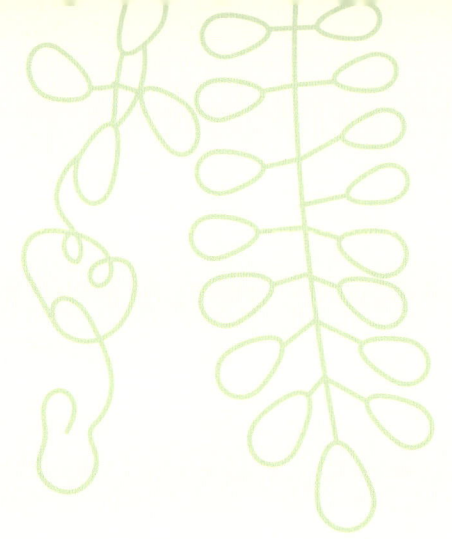

이 책을 시작하며

 일 년 열두 달을 상징하는 화초 그림 딱지를 가지고 노는 화투花鬪는 '꽃으로 싸우다'의 뜻을 가지고 있으며, 그 유래는 대체로 포르투갈에서 만들어진 '카르타carta'라는 카드 게임에서 비롯된 것이라고 전해지고 있습니다. 서양의 카드는 4가지 그림과 숫자를 나타내는 기호들로 구성돼 있어 현대의 트럼프 카드와 비슷한 모양이었는데 정작 포르투갈에서는 사행성과 중독성 때문에 금지되었다고 합니다. 그러다가 16세기 후반에 일본에서 도요토미 히데요시가 전국을 통일하고 포르투갈과의 교역이 시작되면서 그 나라 상인들에 의해 전해졌고, 일본인들이 그것을 본떠 하나후다はなふだ[花札]라는 것을 만들어 놀이 겸 도박 행위를 하던 것이, 다시 조선조 말엽 혹은 일제 강점기 이후에 일본의 쓰시마 상인들에 의해 우리나라로 전해져서 현재에 이르렀다고 합니다.

 화투에는 일 년 열두 달을 상징하여 1월부터 12월까지 사계절을 나타내는 화초 그림이 그려져 있으며, 각각의 달에 4장씩 총 48장으로 구성되어 있습니다. 각각의 달에 해당되는 그림을 살펴보면 1월은 해와 소나무와 학, 2월은 매화와 꾀꼬리, 3월은 벚꽃, 4월은 등나무와 두견새, 5월은 난초, 6월은 모란, 7월은 홍싸리, 8월은 달과 산과 기러기, 9월은 국화, 10월은 단풍, 11월은 봉황과 오동나무, 12월은 비[雨] 등이 그려져 있습니다.

과거 우리나라에는 오랜 세월 동안 수투數鬪, 수천數千이라고도 불리던 투전鬪錢, 投箋이라는 도박놀이가 있었으나 점차 소멸하고 화투치기로 대체된 듯합니다. 이 화투는 일본에서 들어온 까닭으로 일본풍이 짙다 하여 항일·반일의 민족적 감정으로 일제 말기와 광복 후 얼마 동안은 거의 하지 않았으나 그 뒤 조금씩 사용되다가 현재는 가장 성행하는 대중놀이로 정착되었습니다.

이 책 《치매 예방을 위한 어르신들의 화투 색칠놀이》는 복잡하고 어려운 그림보다는 우리에게 친숙한 화투를 통해 색칠놀이에 친근하게 다가갈 수 있도록 만들었습니다. 제시해 드린 견본과 똑같이 색을 입혀도 좋고 자신이 원하는 색깔로 칠해도 좋습니다. 색연필이나 물감, 사인펜 등 여러 가지 도구를 이용해 자신만의 책을 만들어 보는 것도 의미 있는 일이니, 이를 통해 색칠하는 즐거움을 마음껏 느껴보세요.

처음 색칠놀이를 시작하시는 분들은 어떻게 다가가야 할지 망설여질 수도 있겠지만 어렵게 생각하지 마시고 그저 편하게 마음 가는 대로 원하는 색을 골라 칠하다 보면 어느새 익숙해져서 색칠놀이의 매력에 푹 빠질 것입니다. 또한 하루하루 일상이 따분하고 무료한 어르신들이나 점차 나이듦에 따라 정신 건강이 염려되시는 어르신들께 색칠놀이는 생활의 활력을 되찾아줄 뿐만 아니라 만족할 만한 성취감도 느끼게 해줄 것입니다. 색칠하는 동안 손을 사용하기 때문에 두뇌를 지속적으로 자극해 기억력 강화에도 도움을 주며 치매를 예방하는 효과까지 기대해 볼 수 있습니다.

지금 당장은 아무런 문제가 없지만 언제 찾아올지 모르는 무서운 병 '치매'를 예방하는 차원에서, 그리고 기억력 저하가 의심되는 분들을 위해 만든 이 책 《치매 예방을 위한 어르신들의 화투 색칠놀이》를 통해 새로운 인생 2막을 즐겁고 건강하게 보내시길 빕니다.

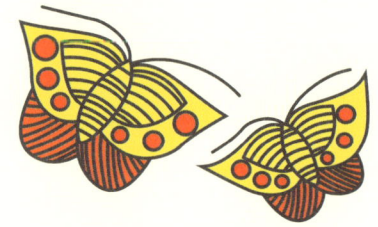

차례

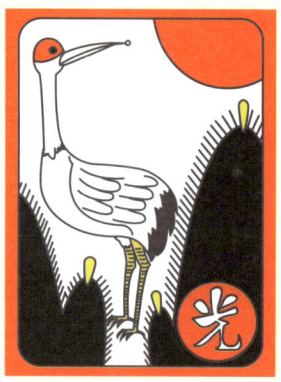

1월 송학
—
8

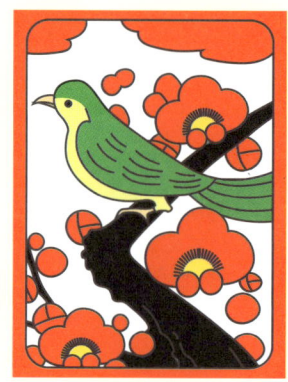

2월 매조
—
14

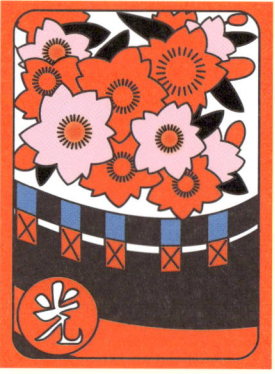

3월 벚꽃
—
20

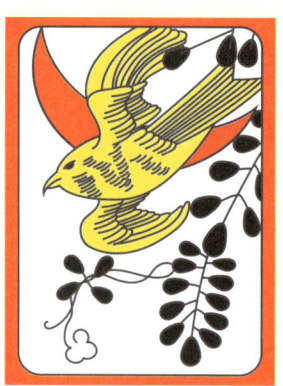

4월 흑싸리
—
26

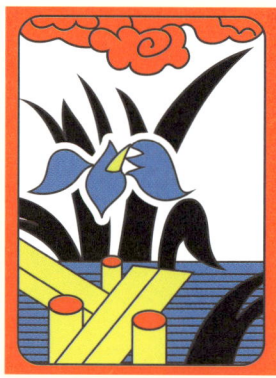

5월 난초
—
32

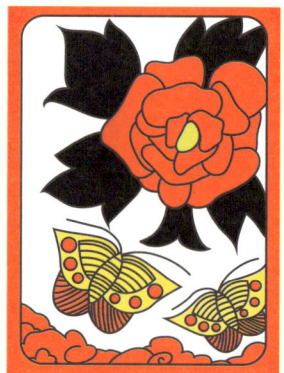

6월 모란
—
38

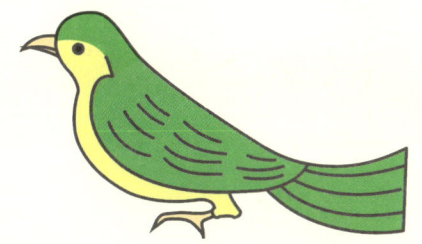

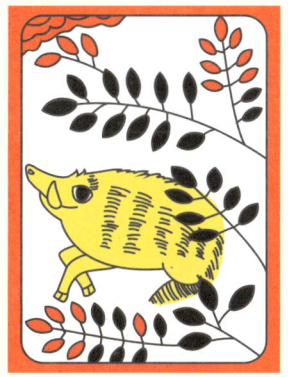

7월 홍싸리

—

44

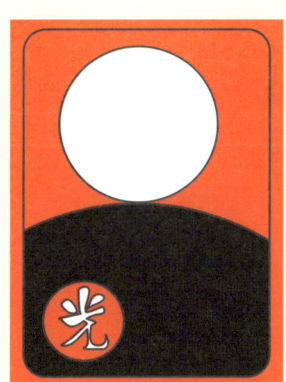

8월 공산

—

50

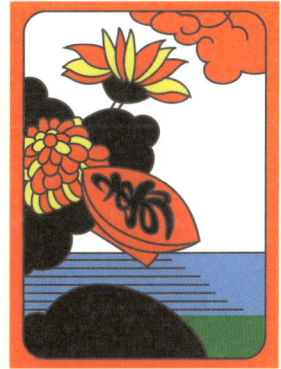

9월 국진

—

56

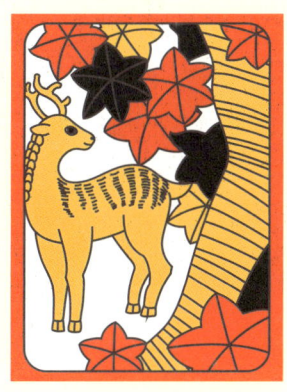

10월 단풍

—

62

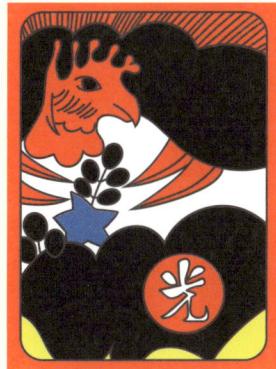

11월 오동

—

68

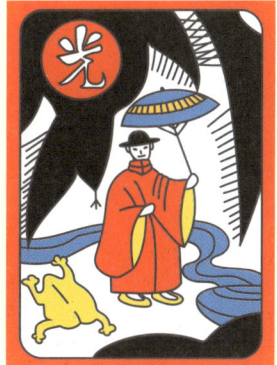

12월 비

—

74

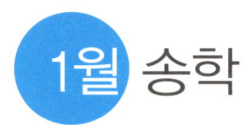 1월 송학

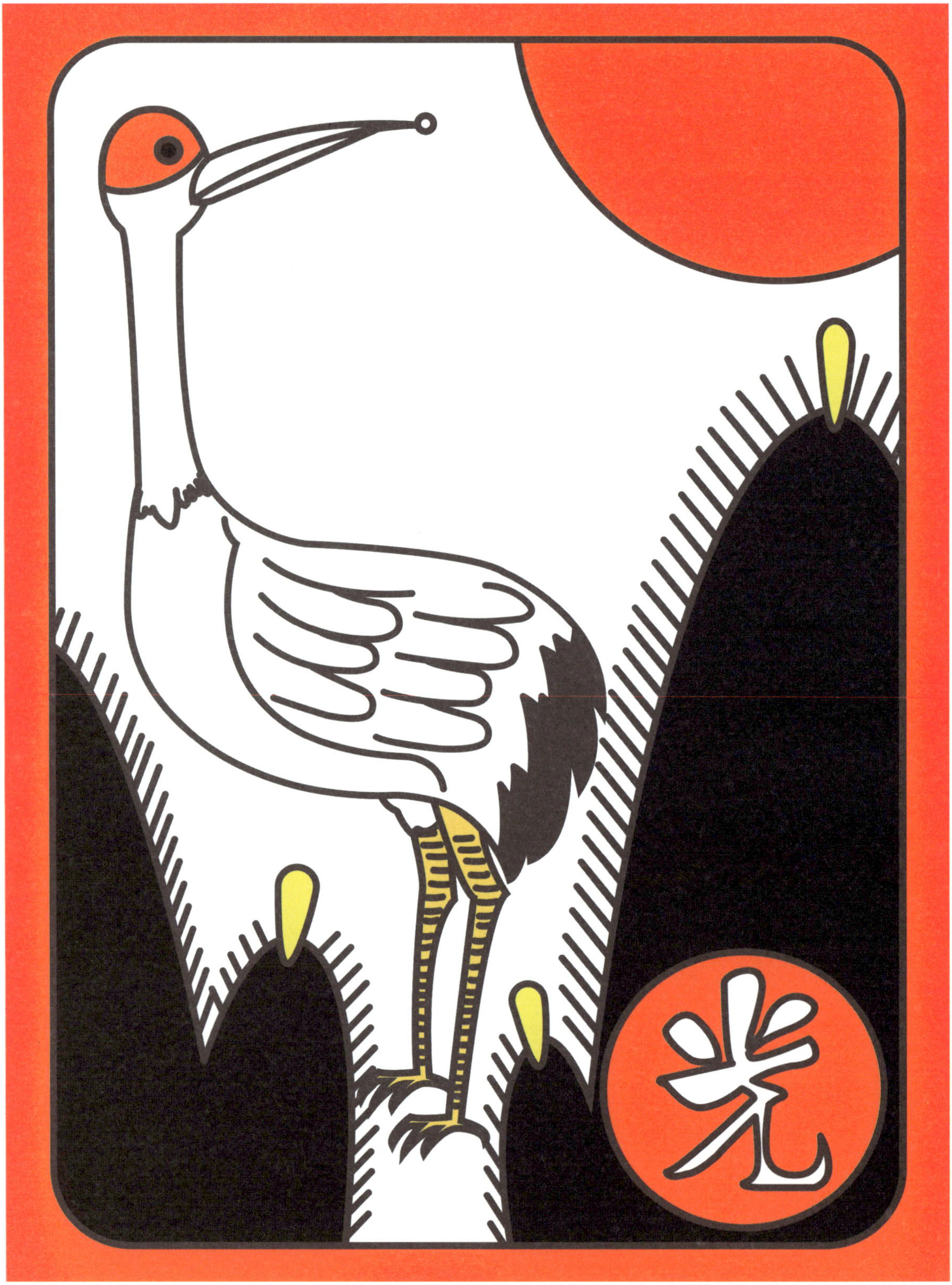

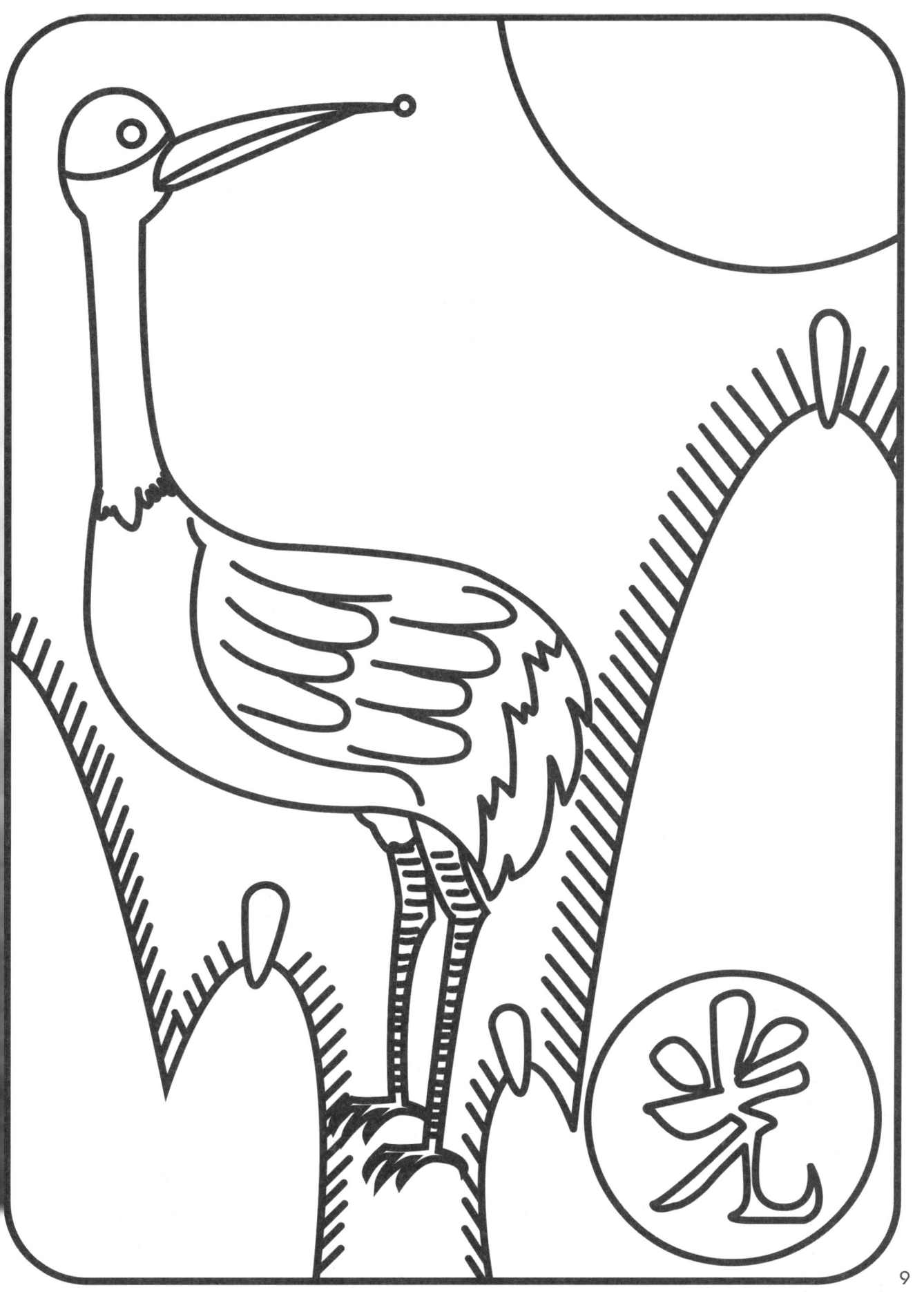

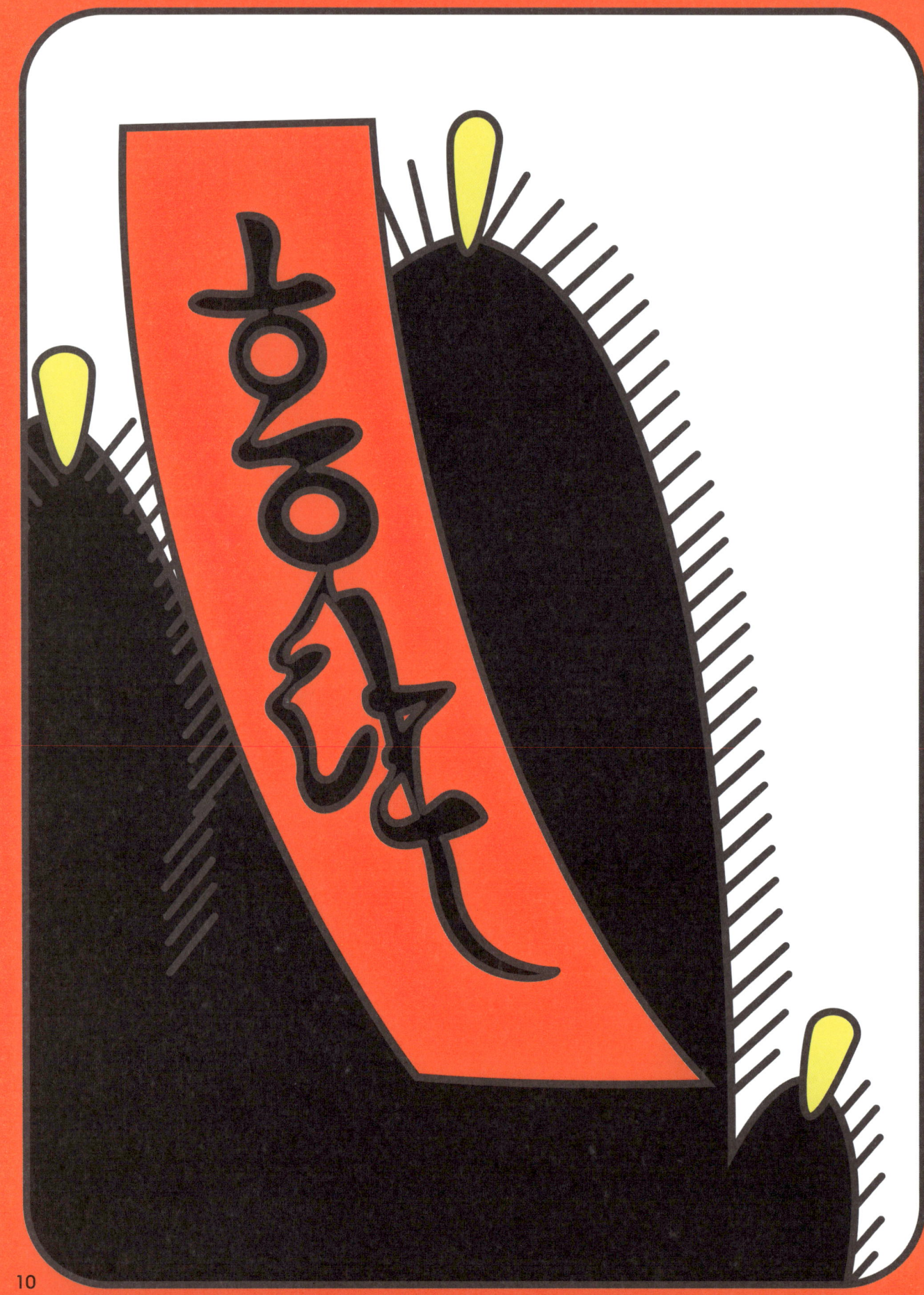

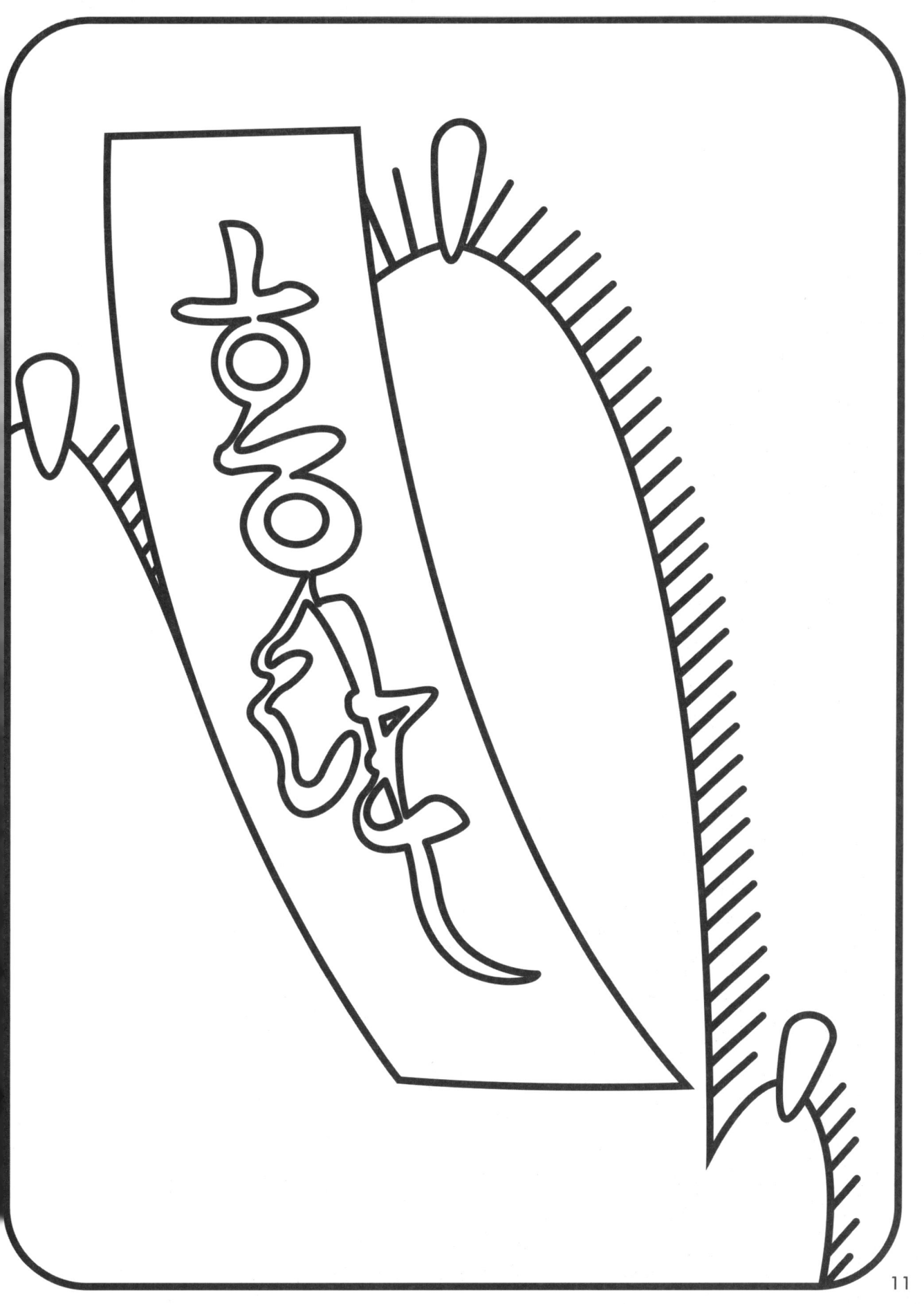

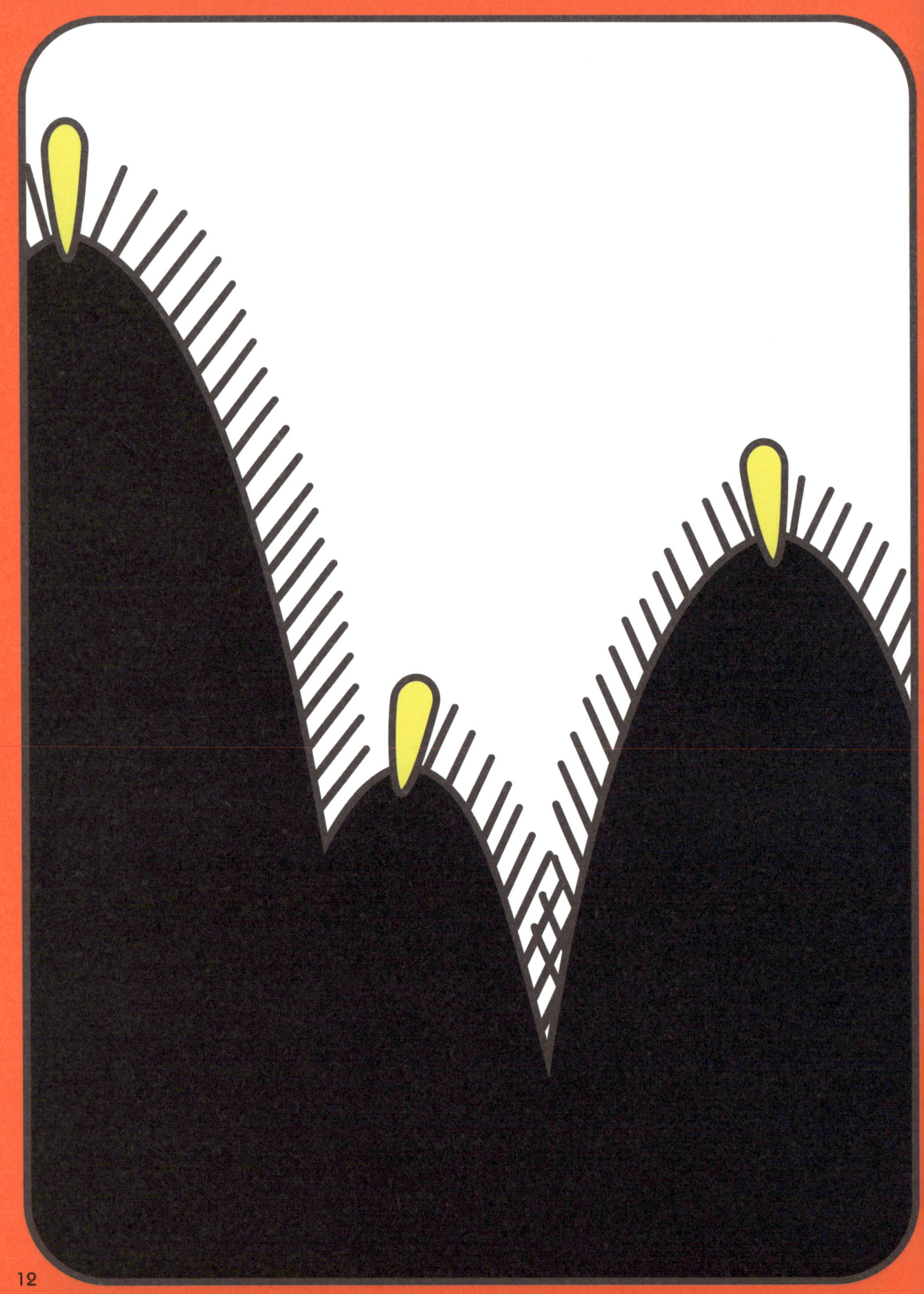

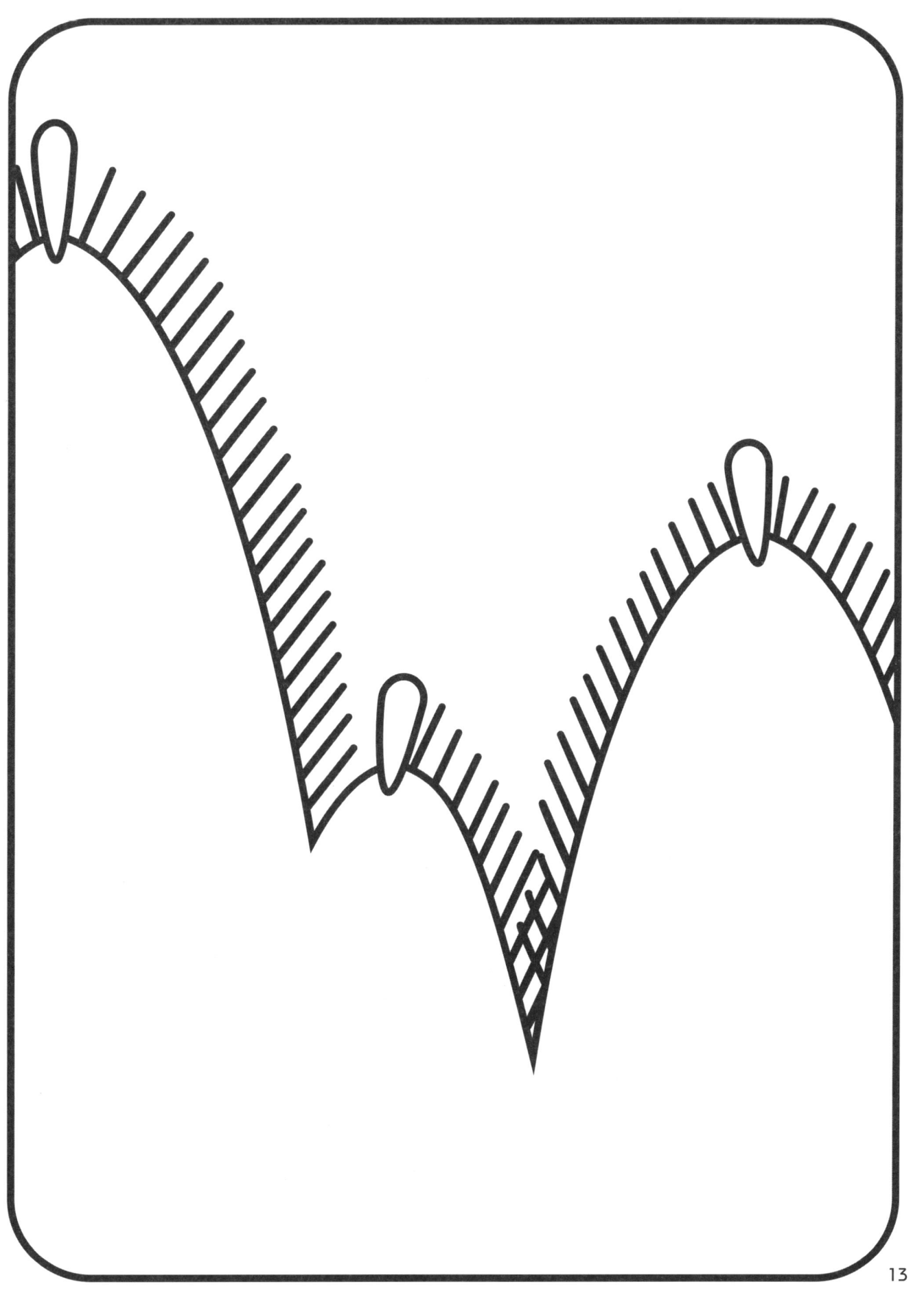

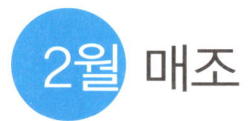 2월 매조

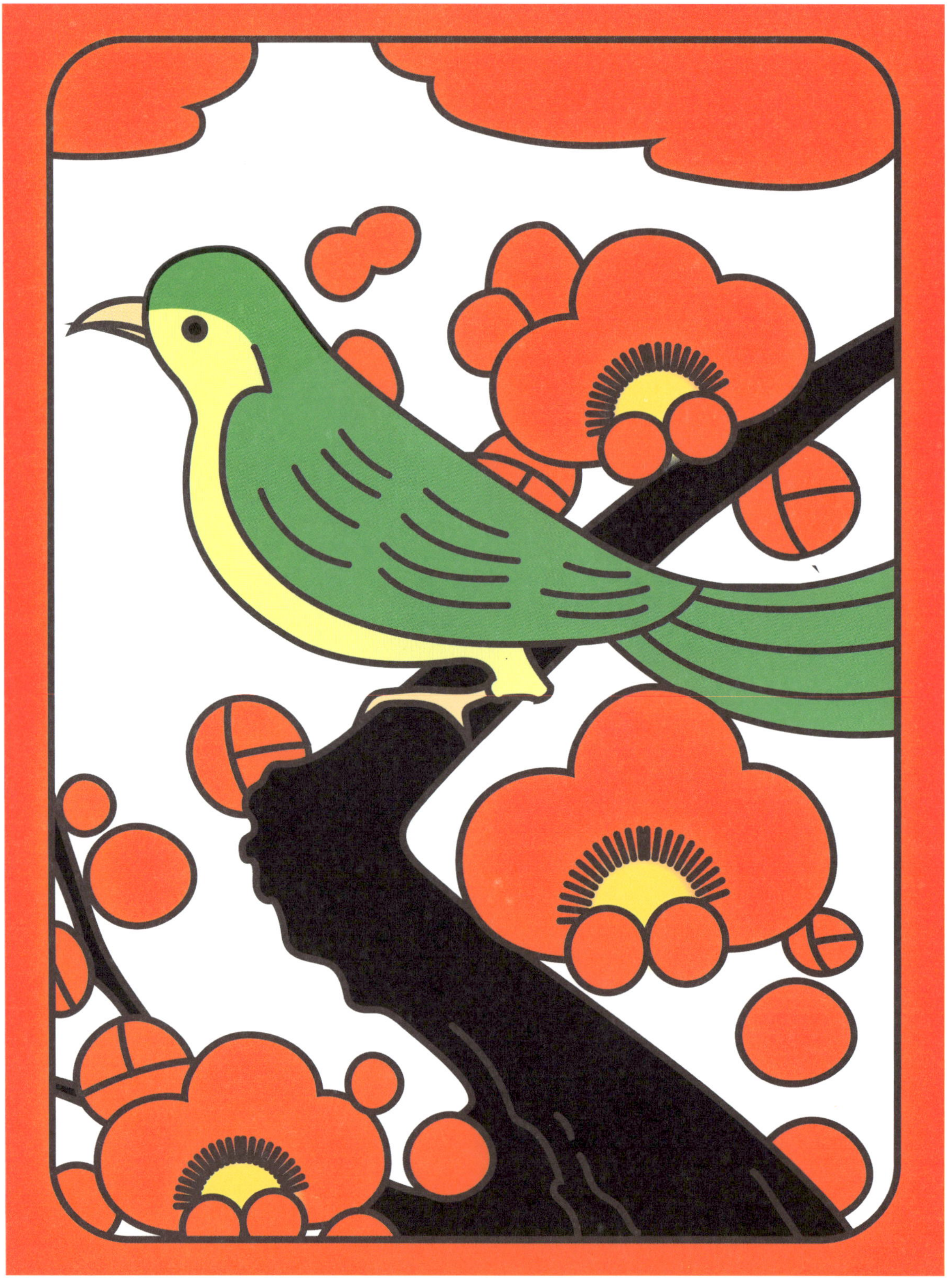

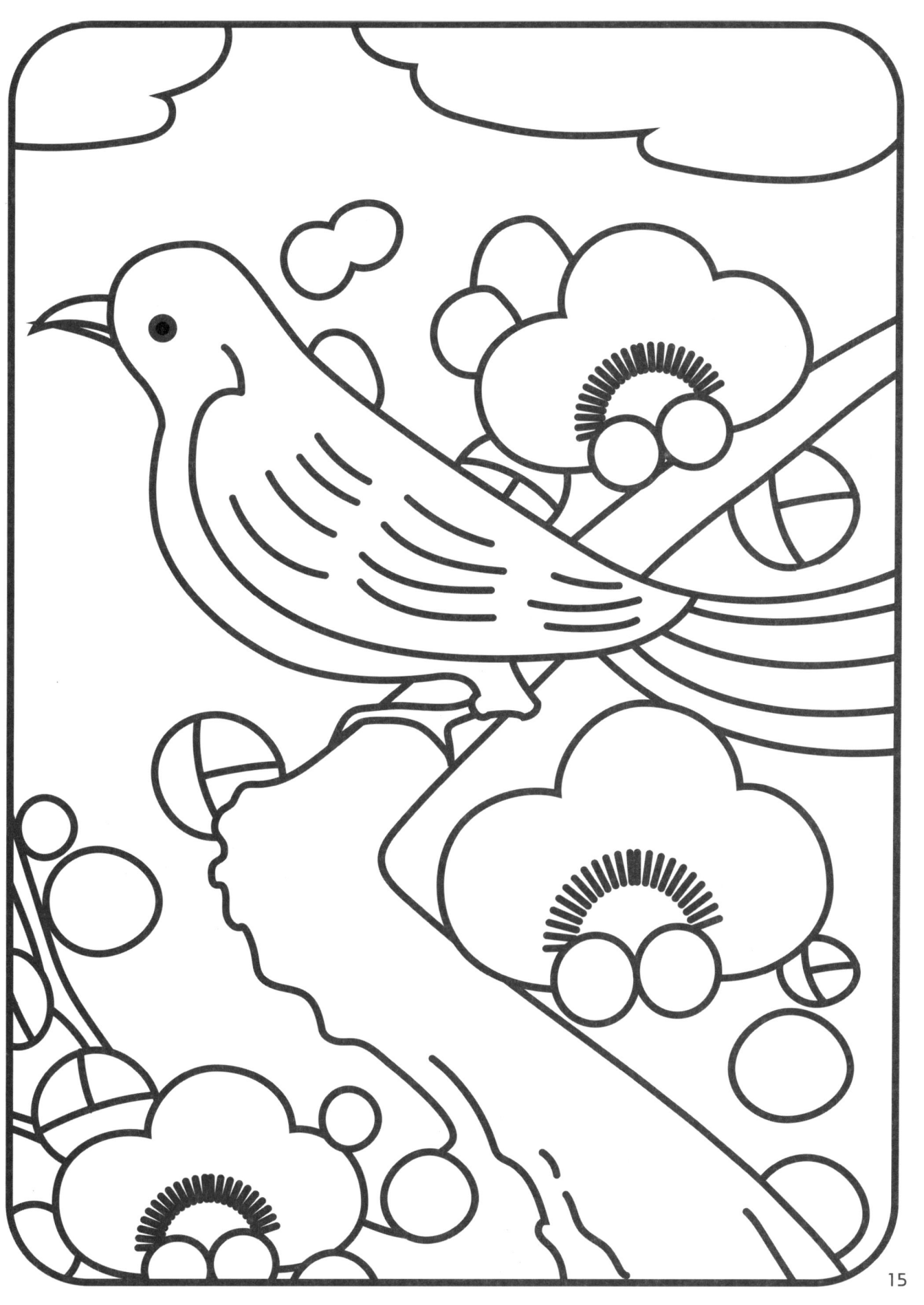

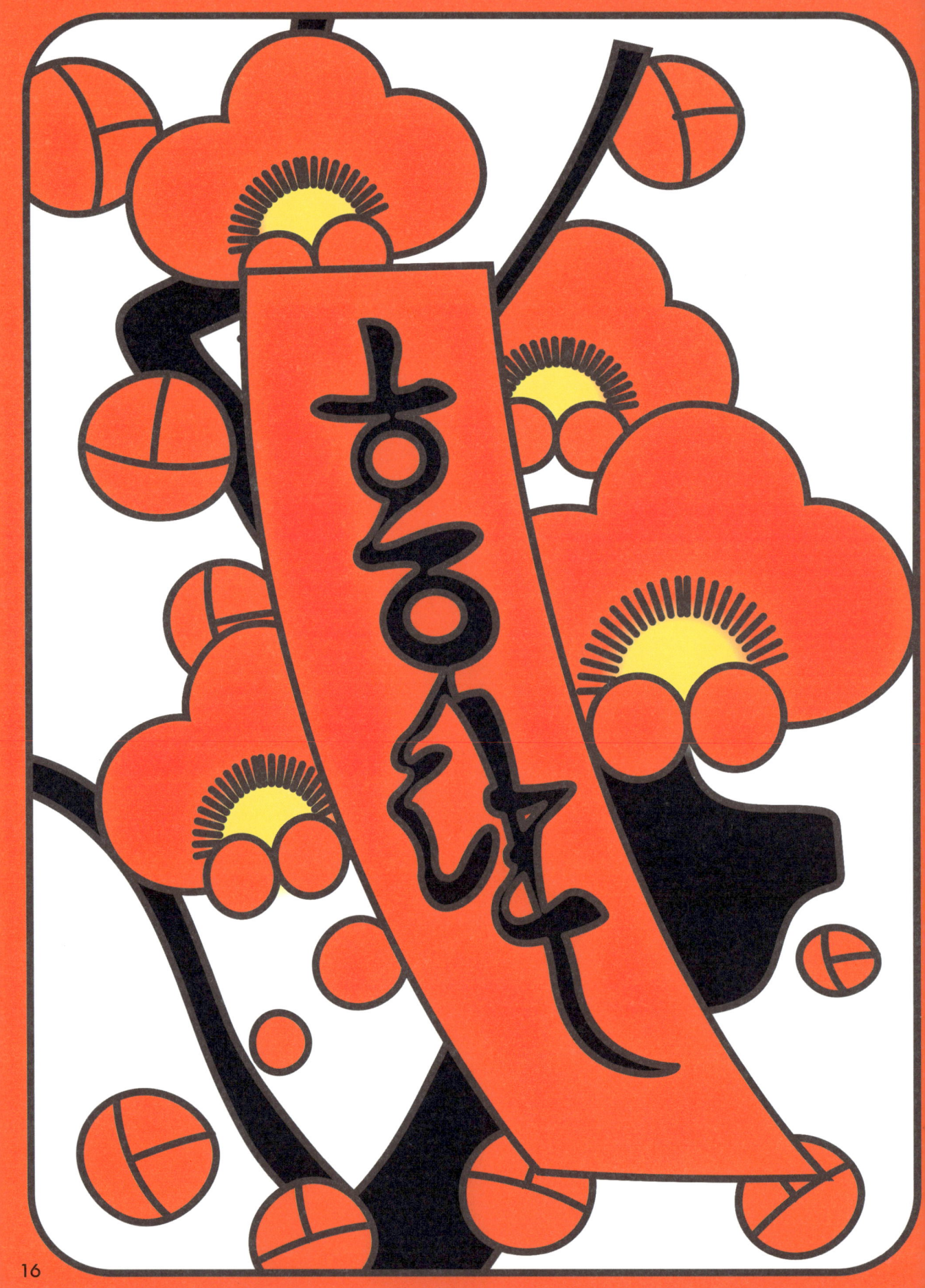

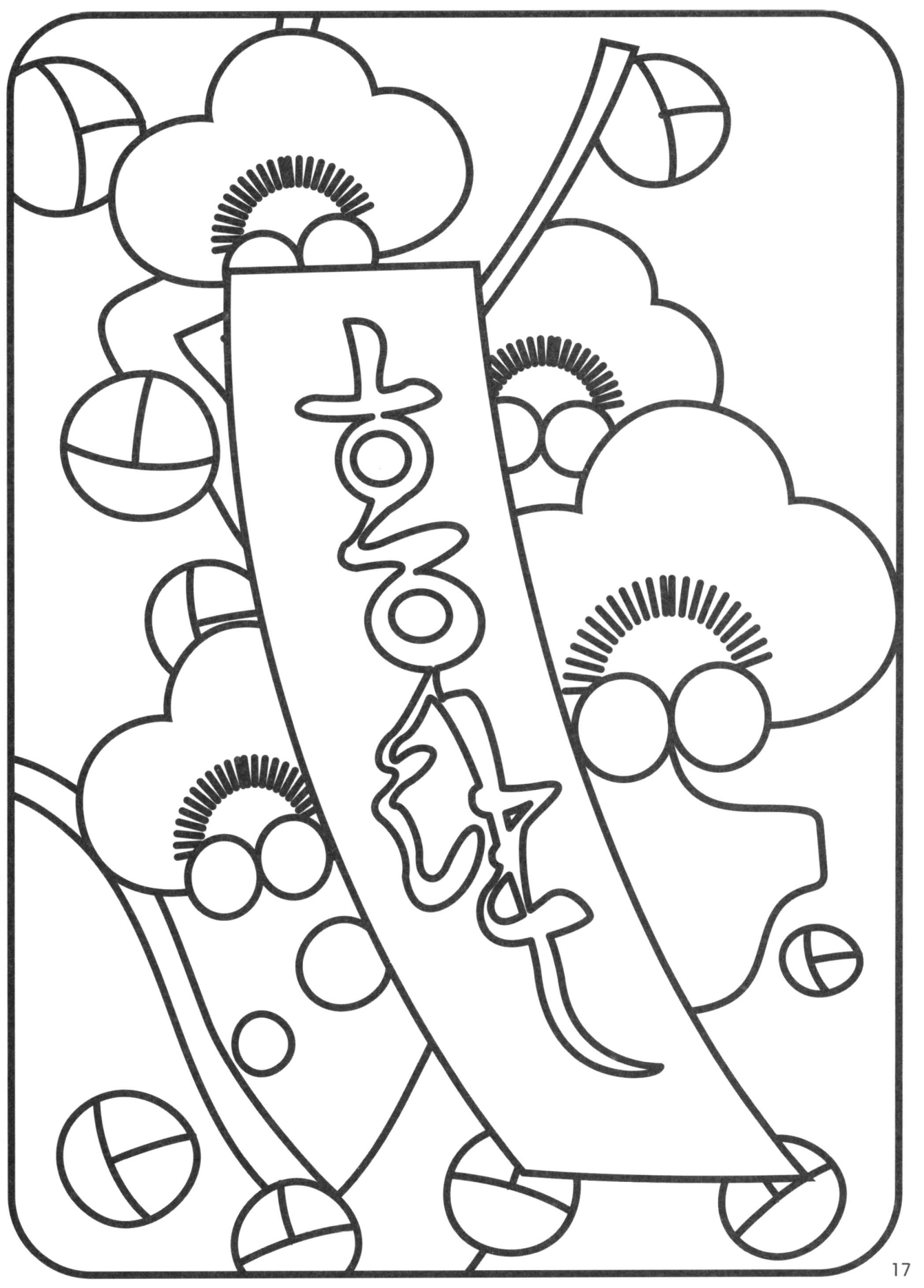

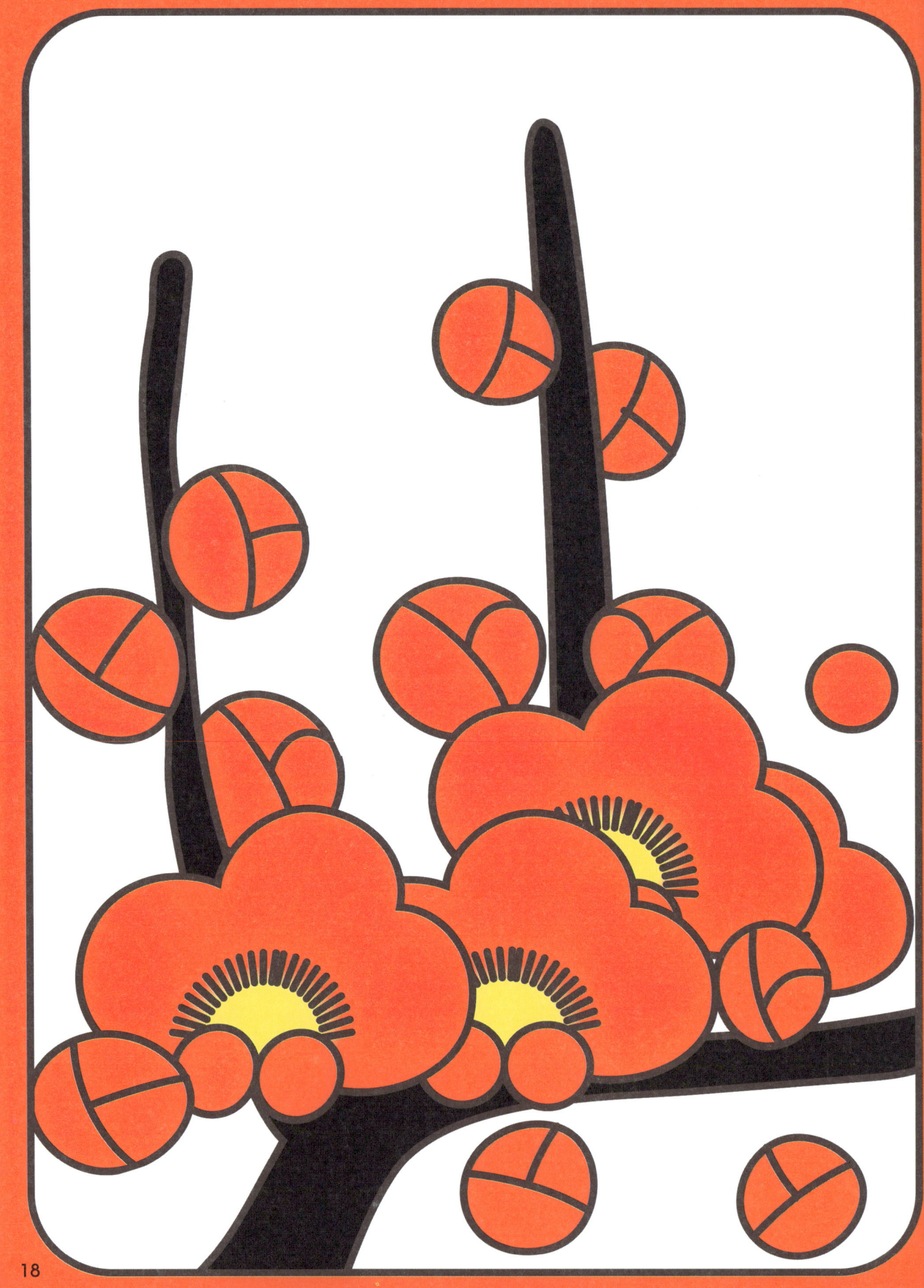

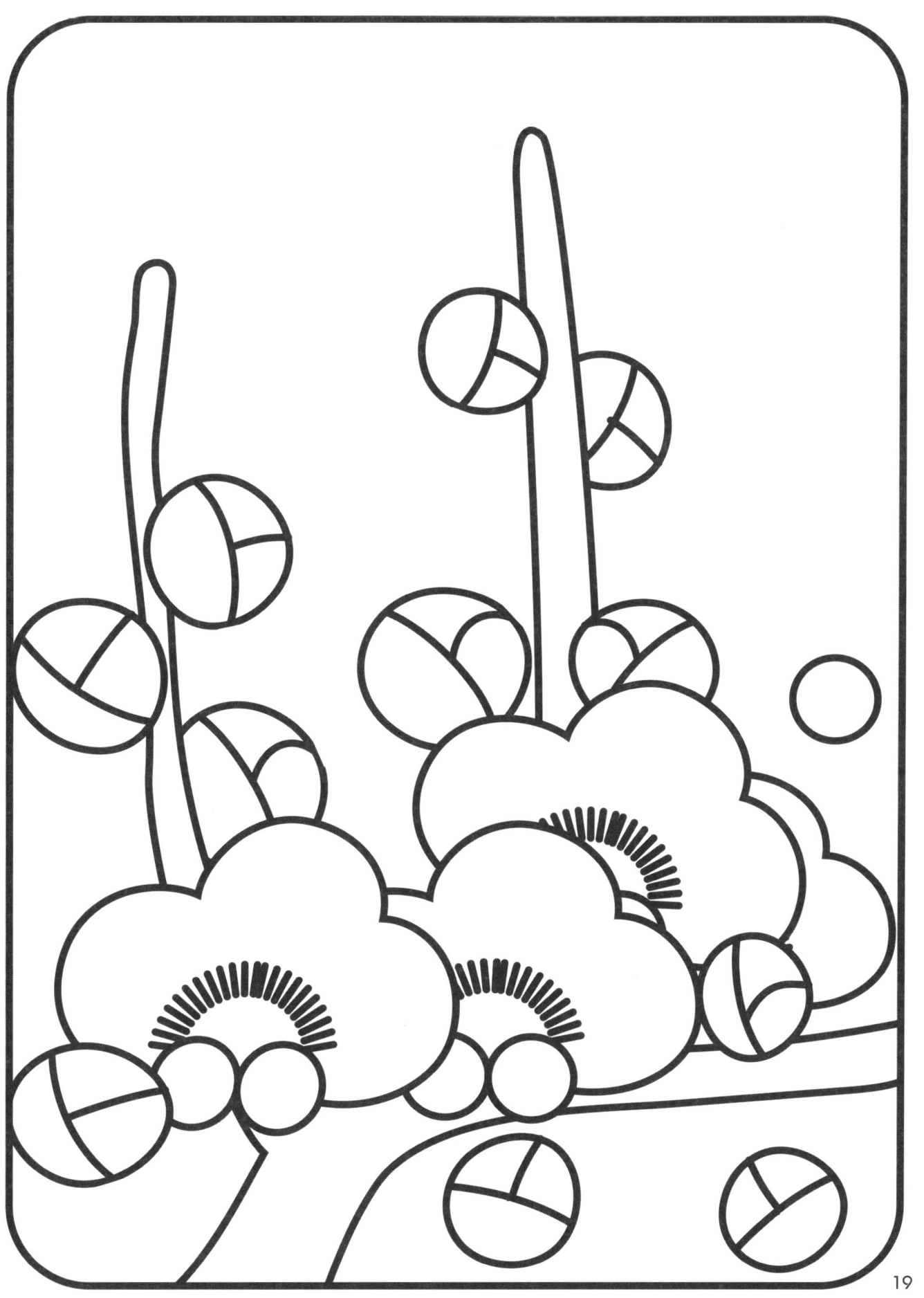

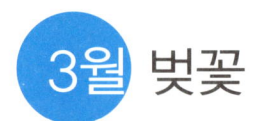 3월 벚꽃

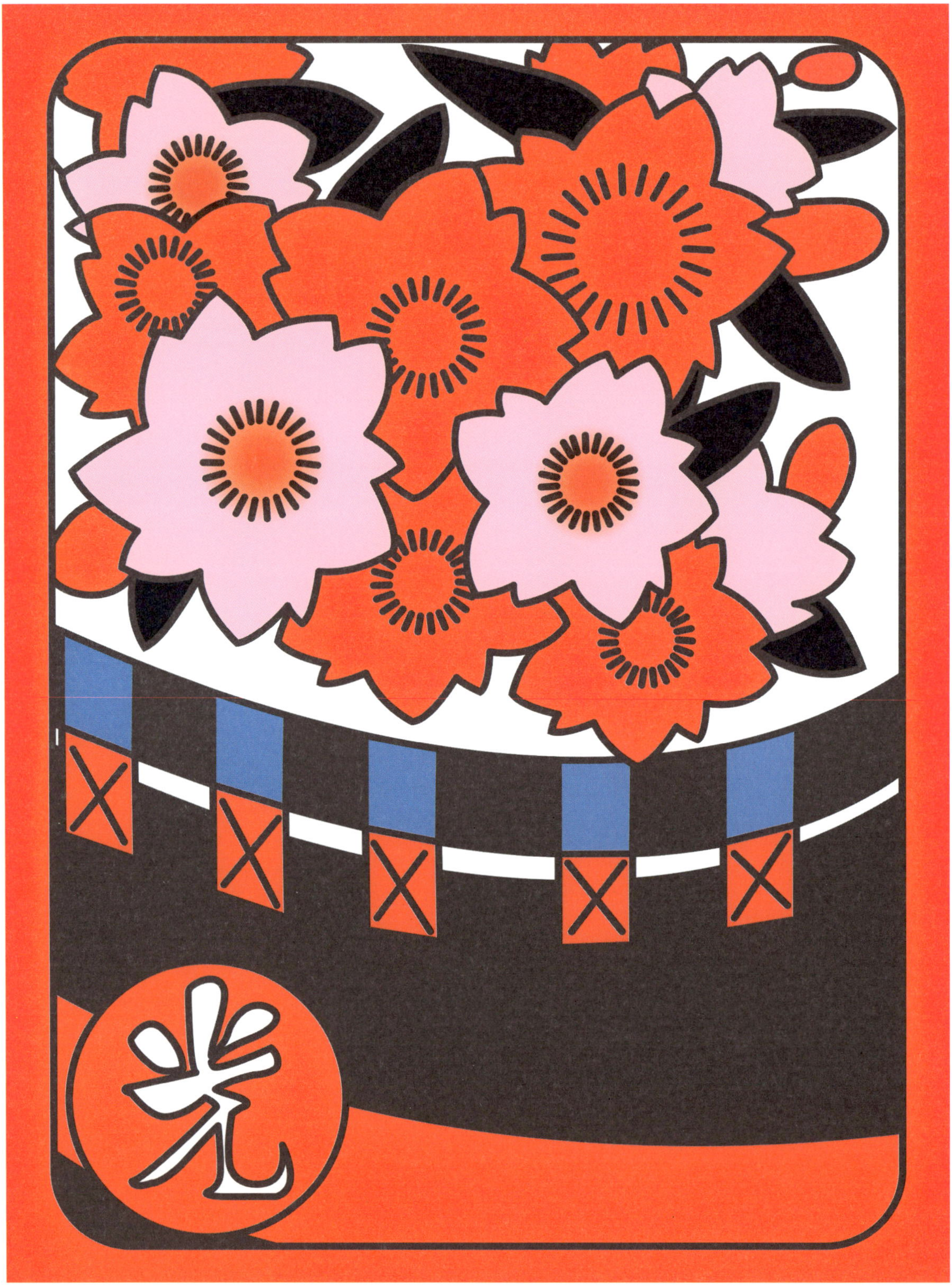

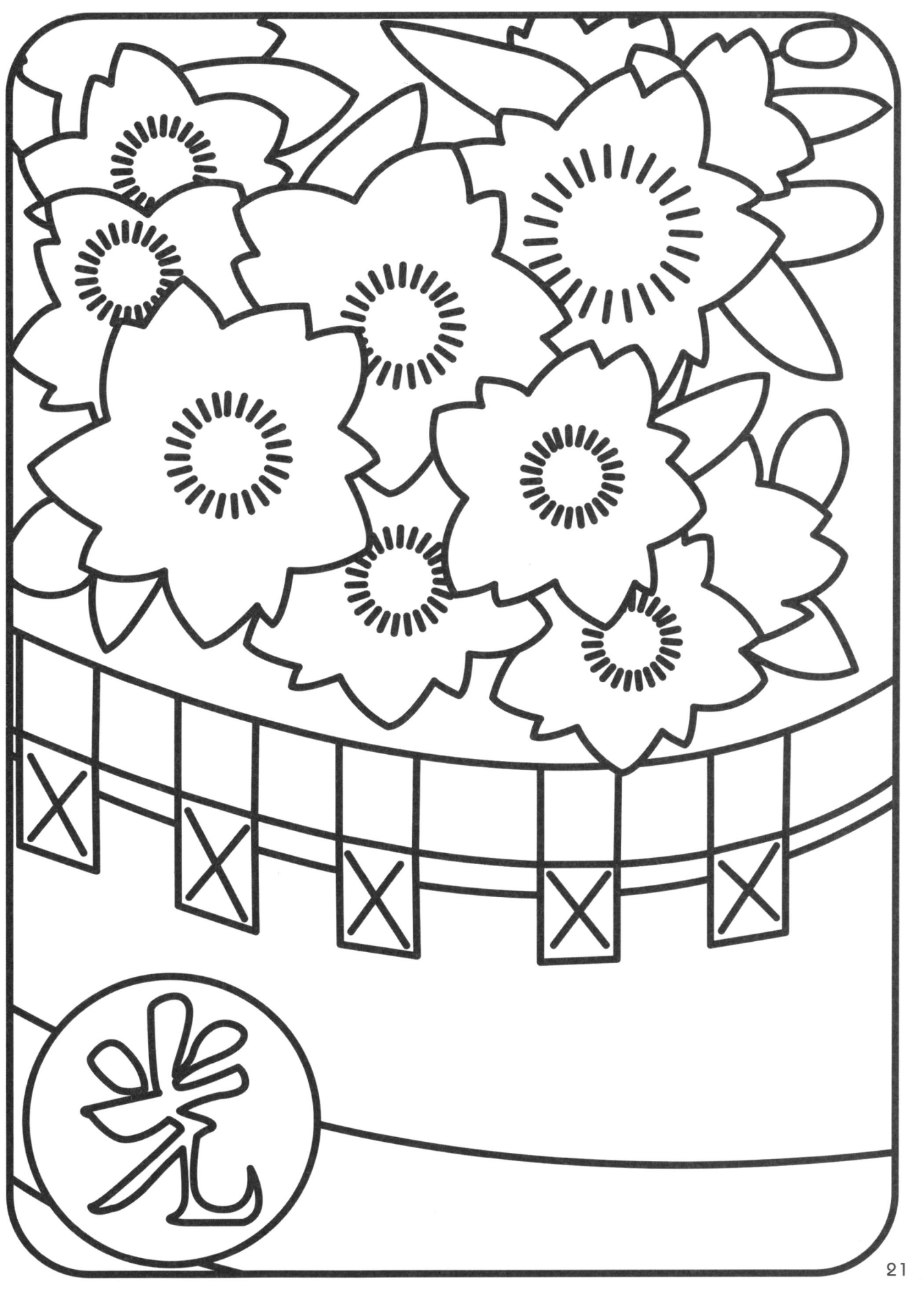

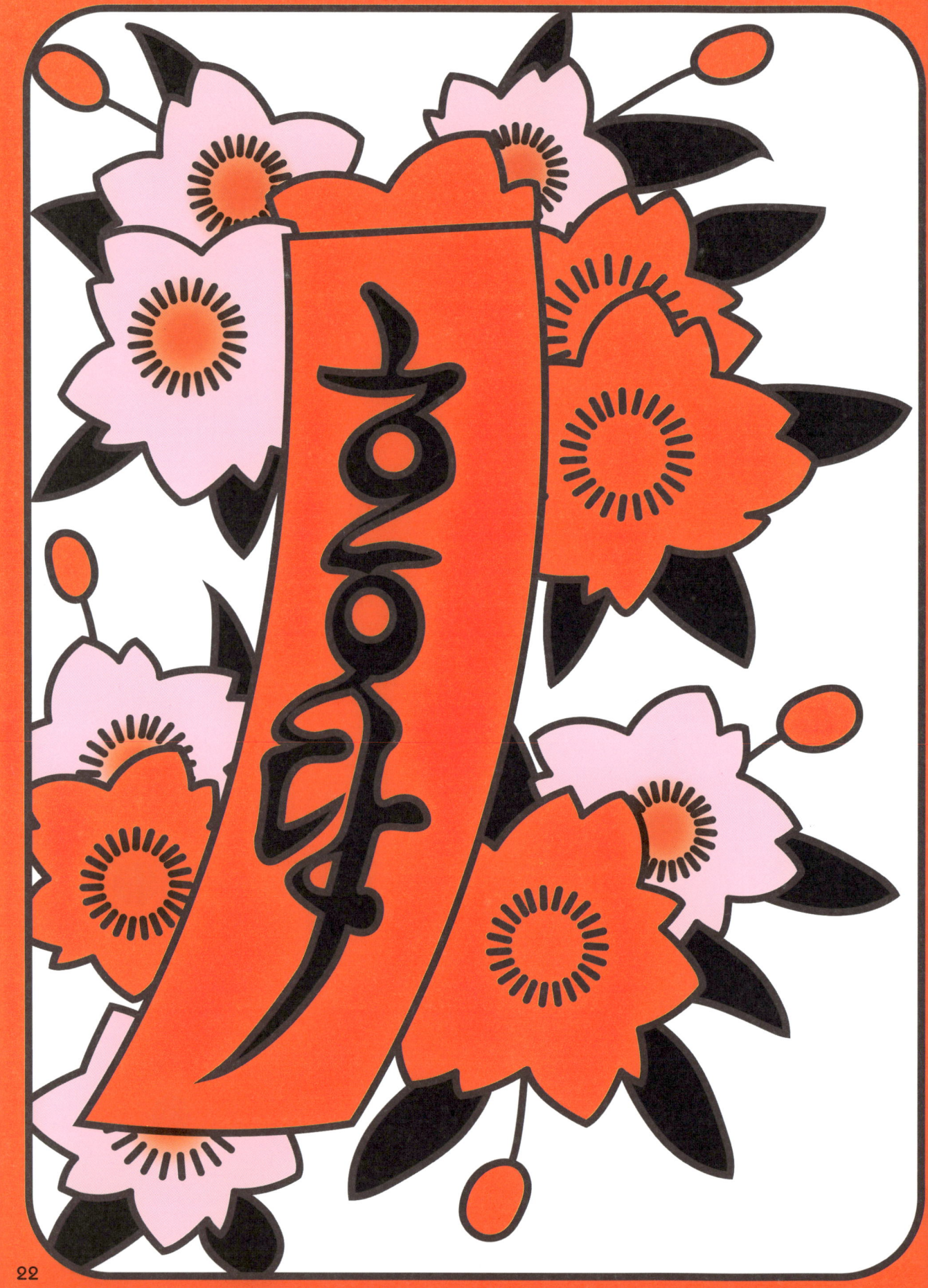

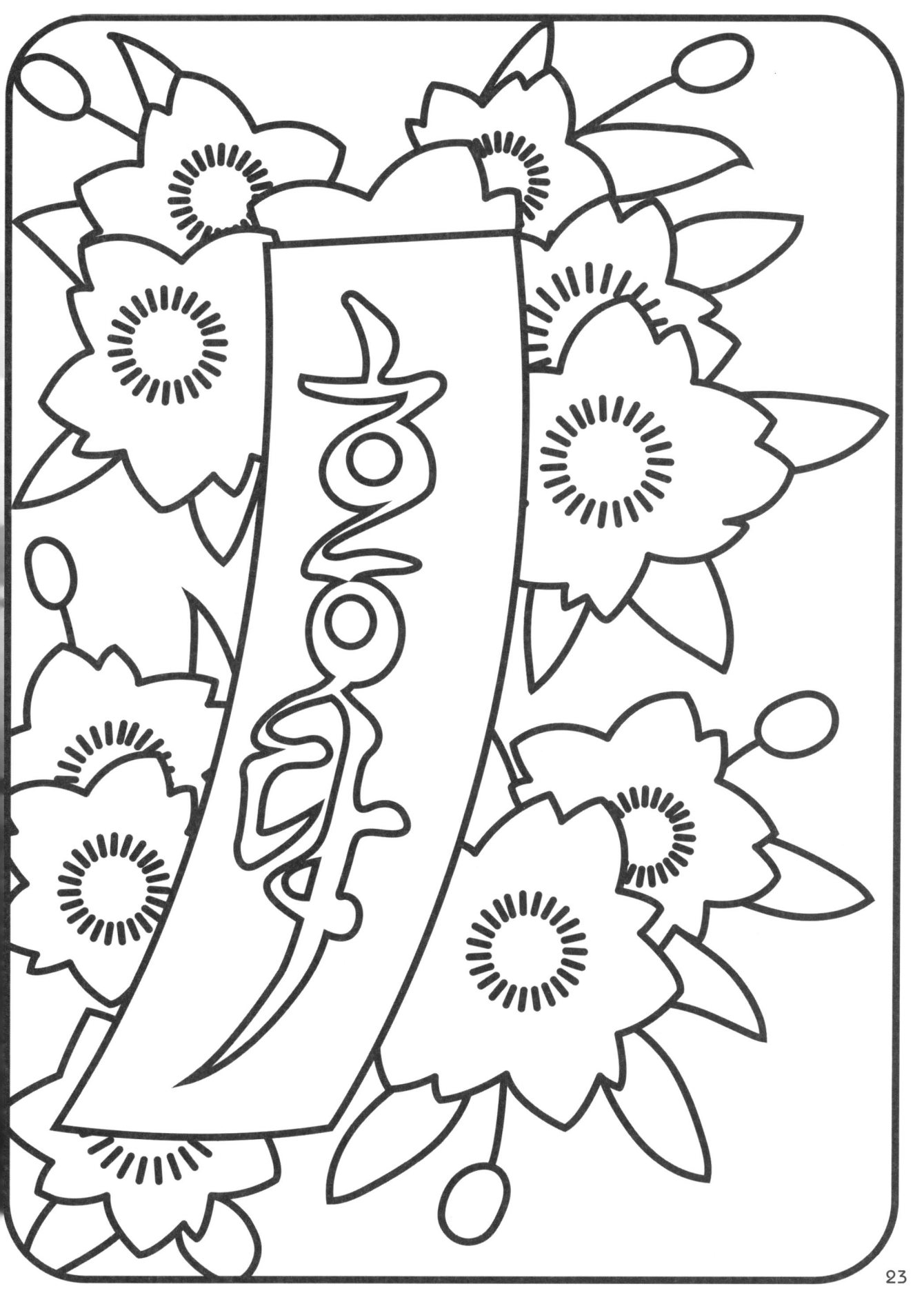

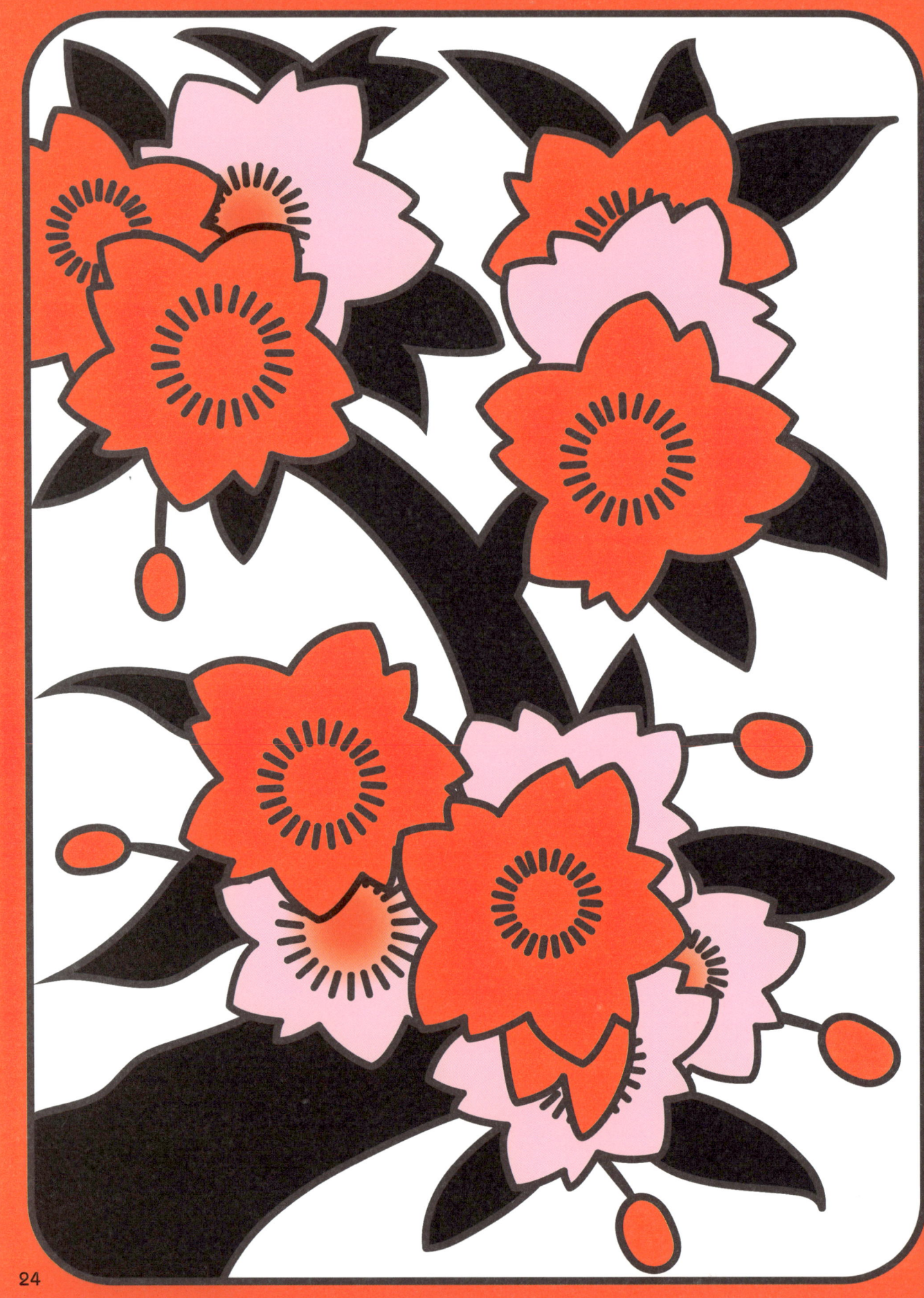

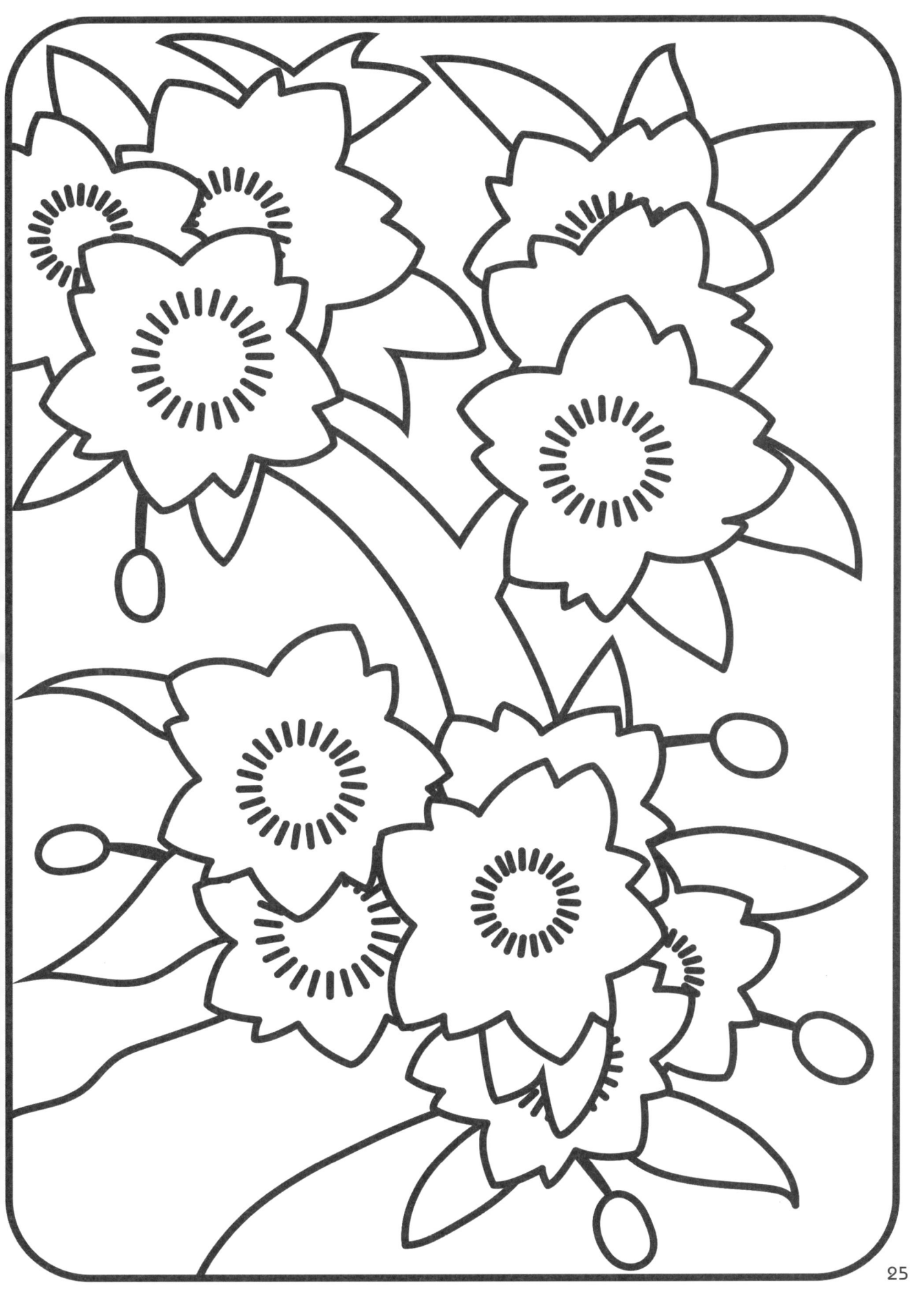

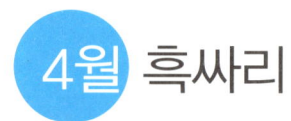 4월 흑싸리

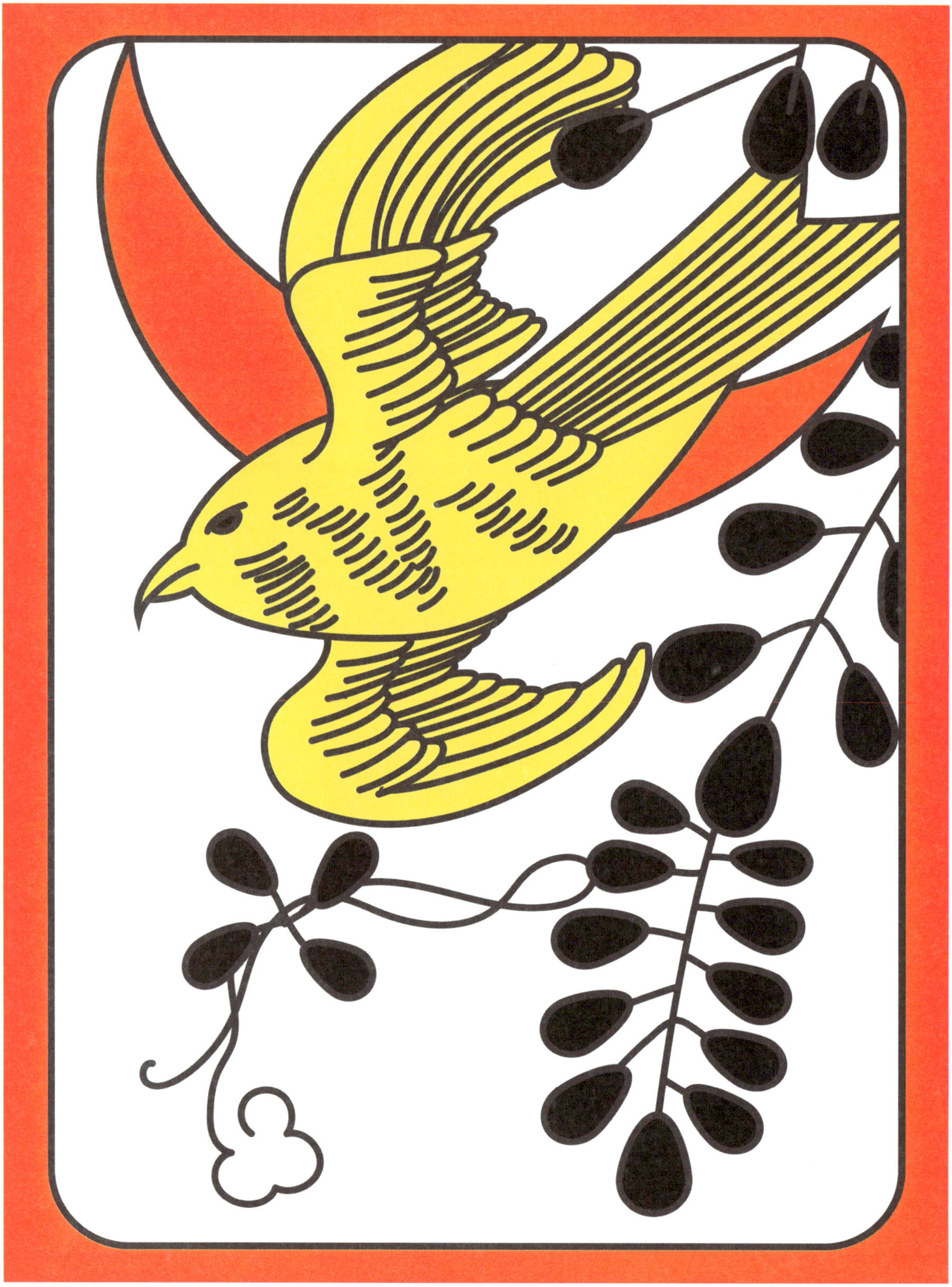

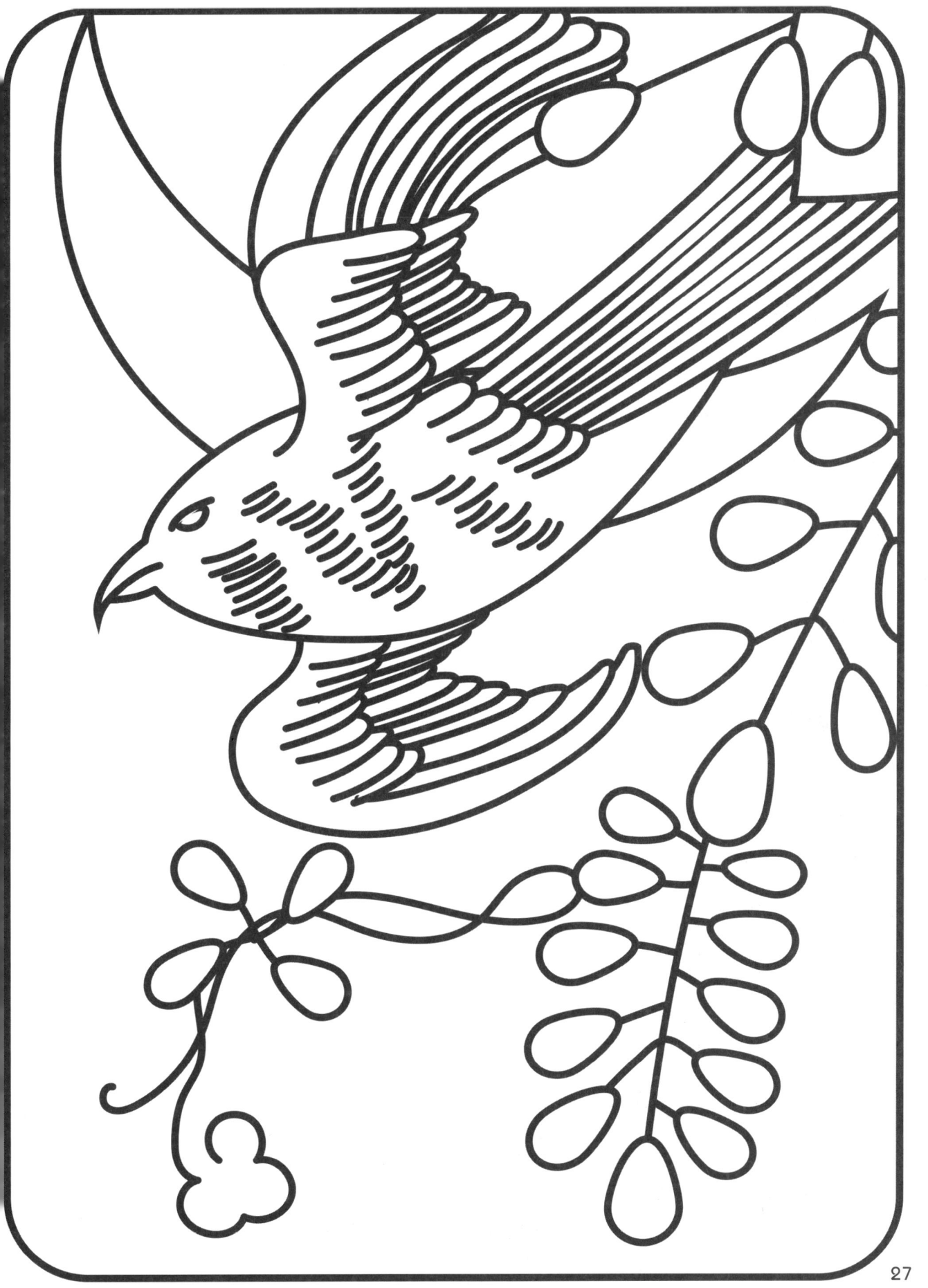

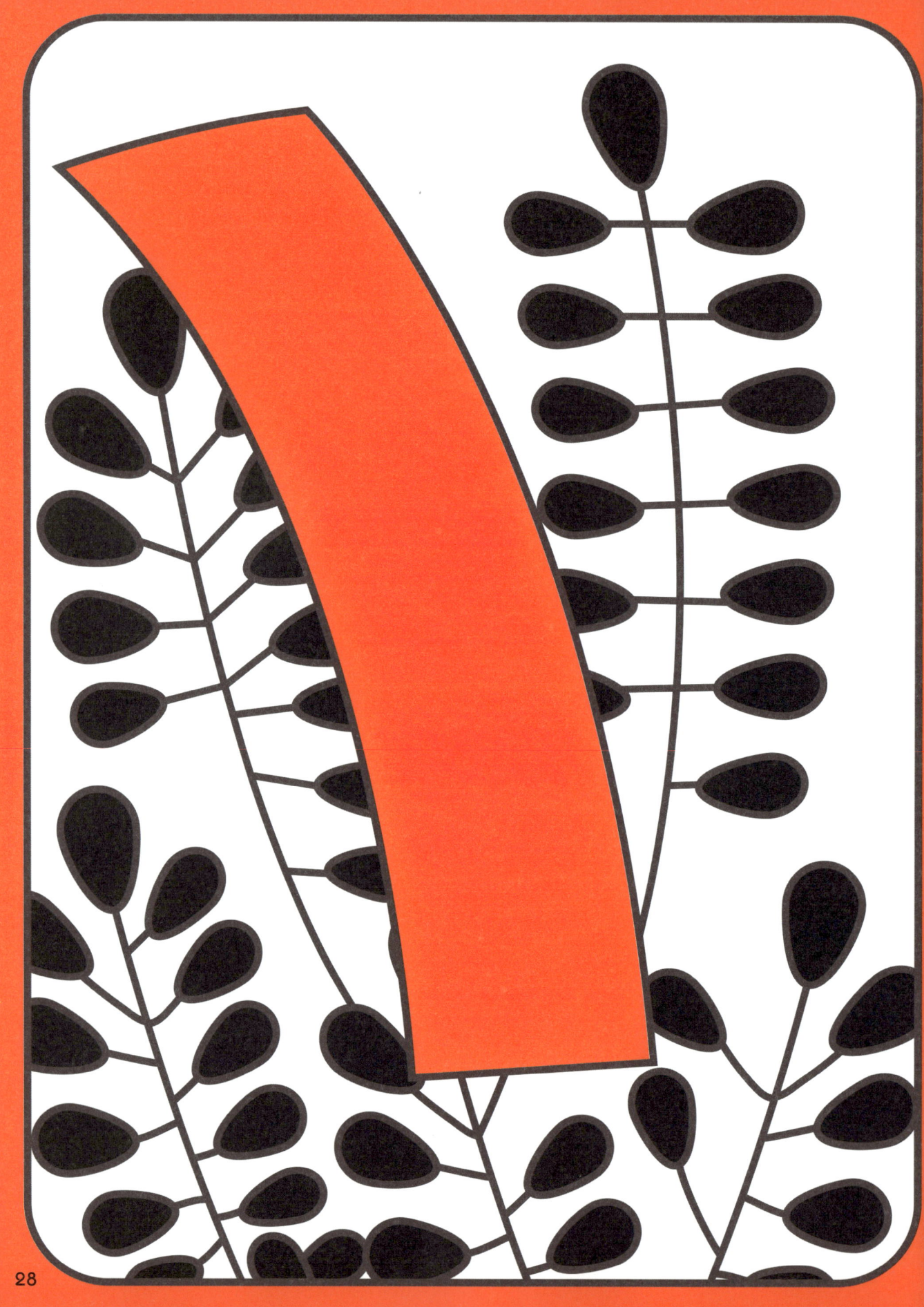

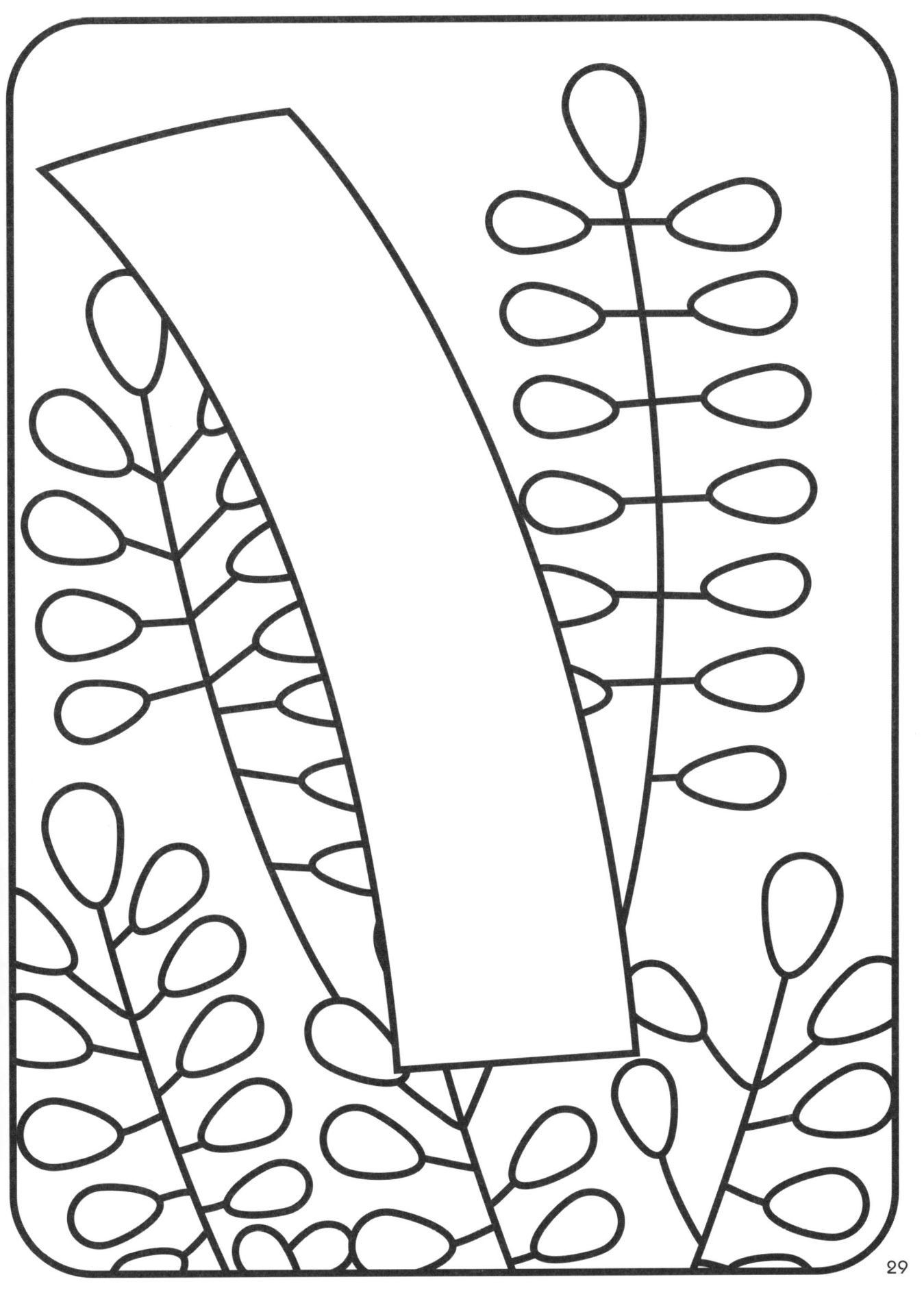

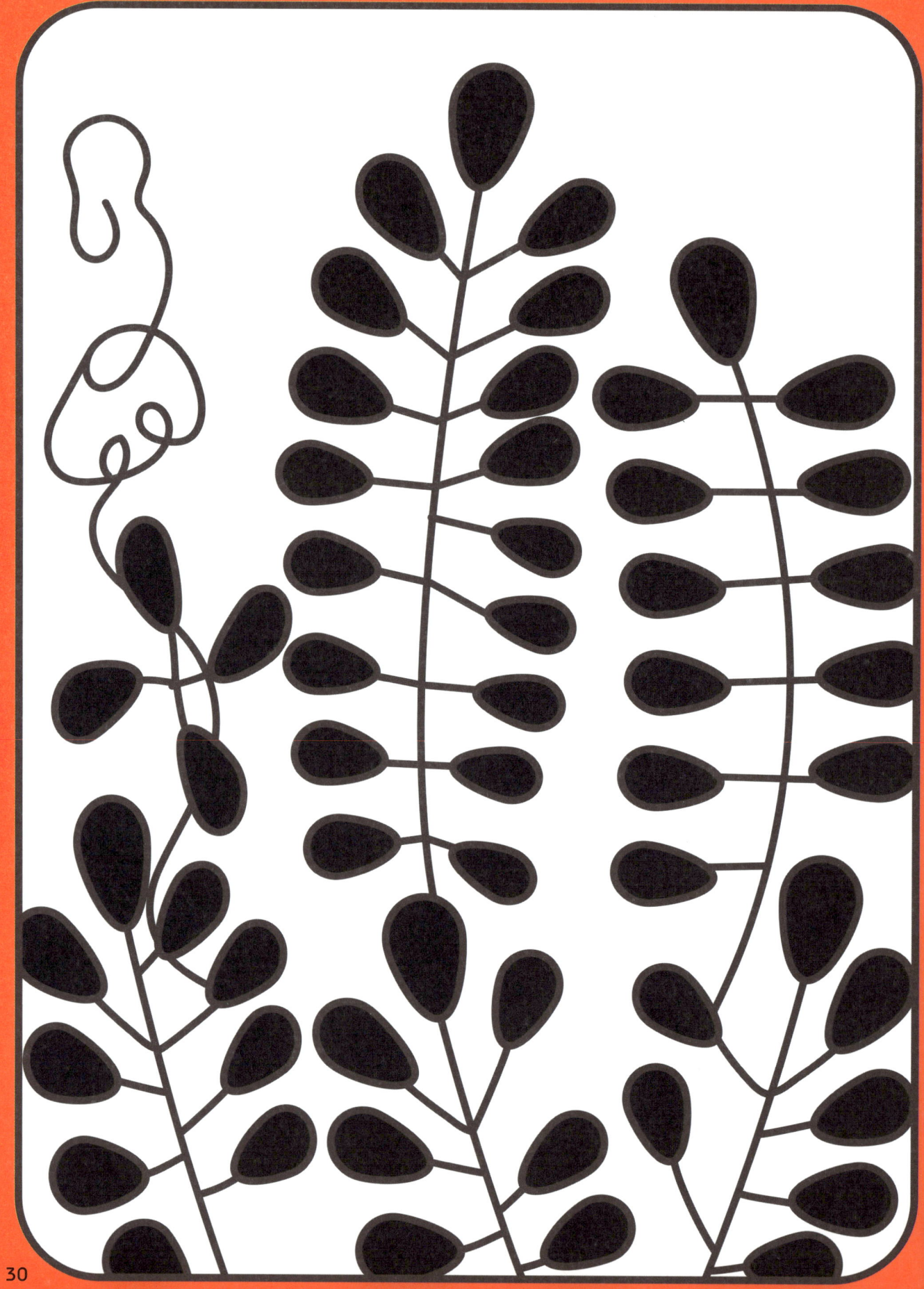

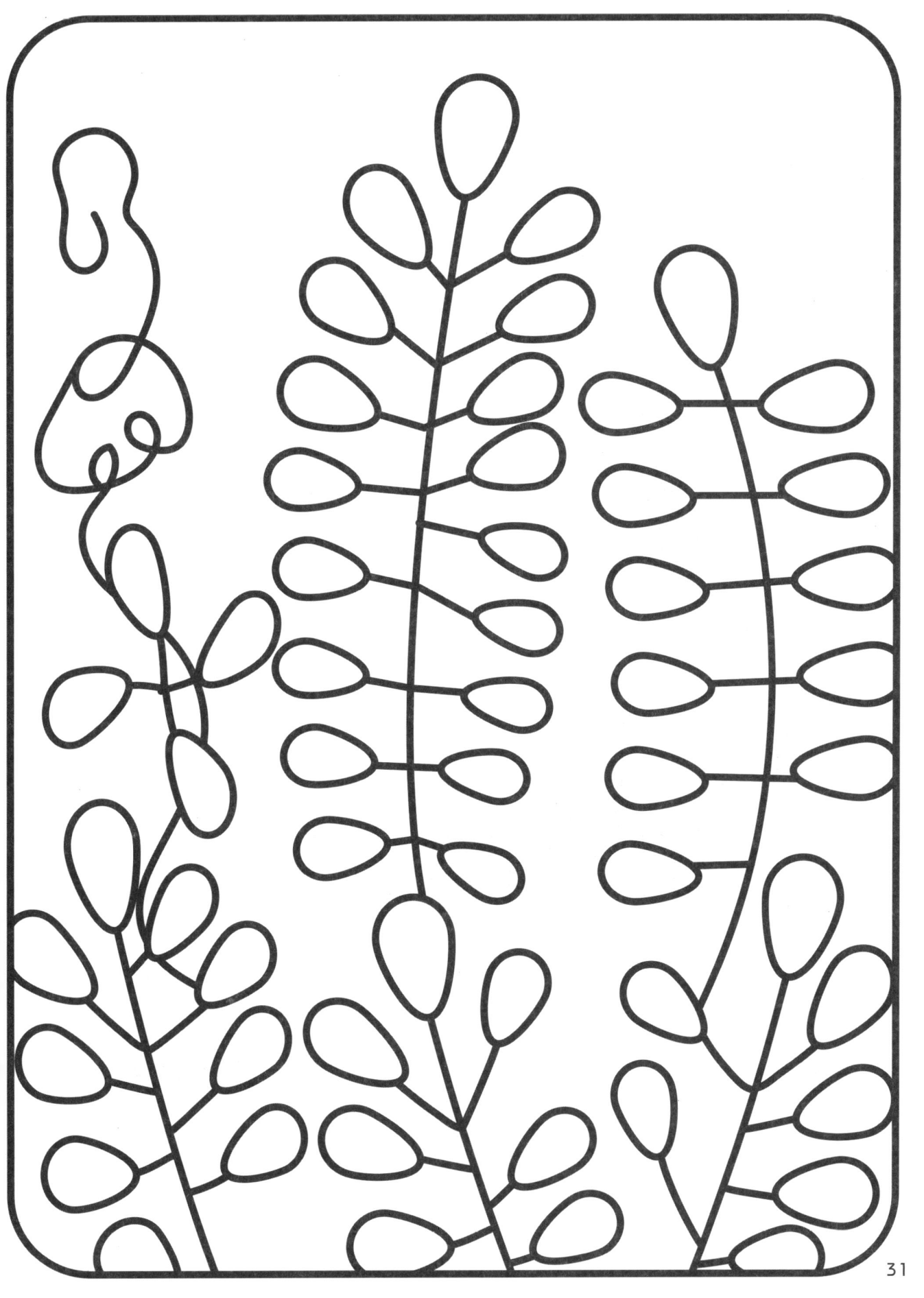

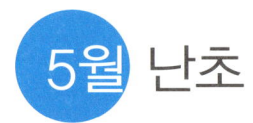 난초

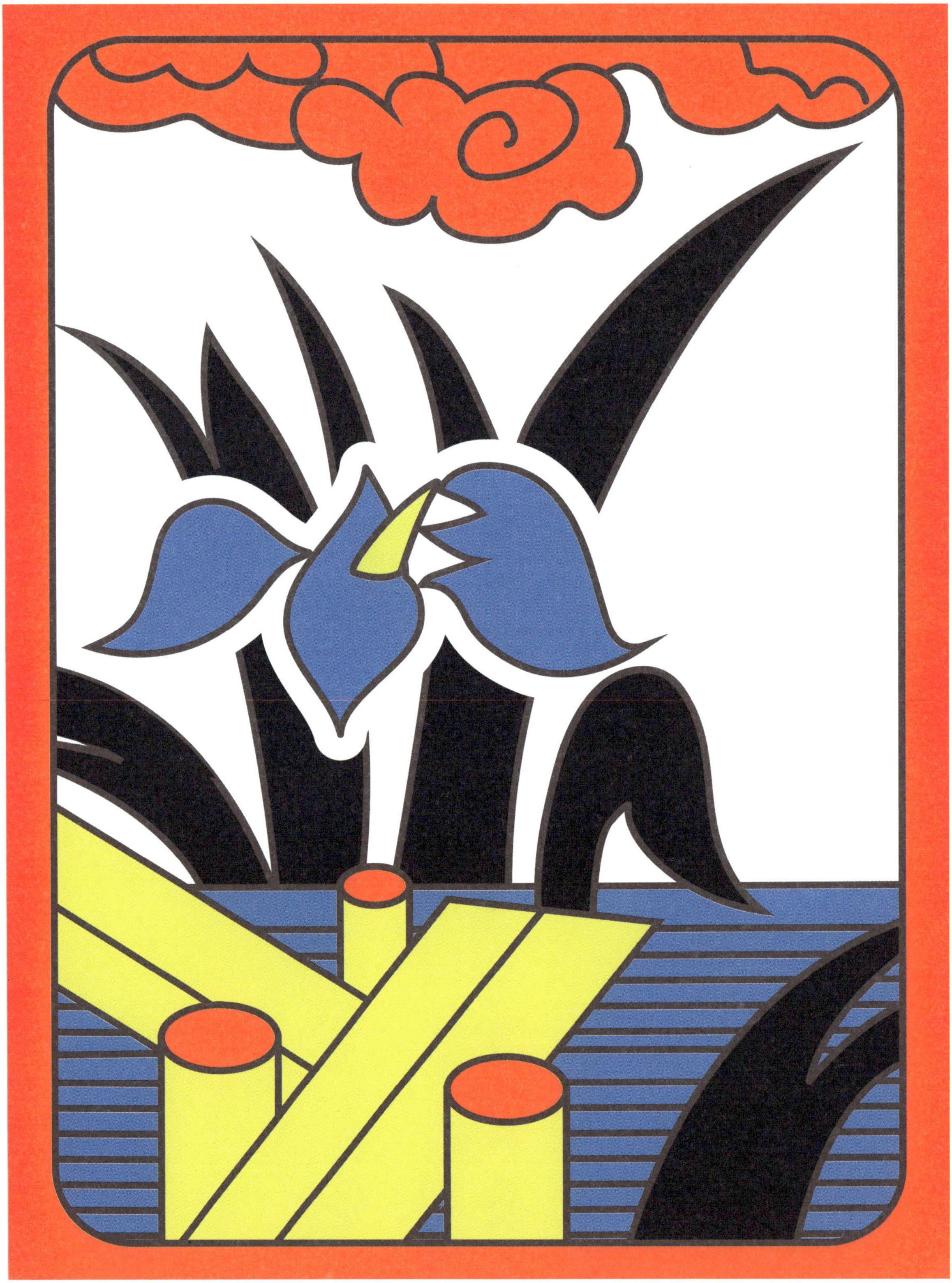

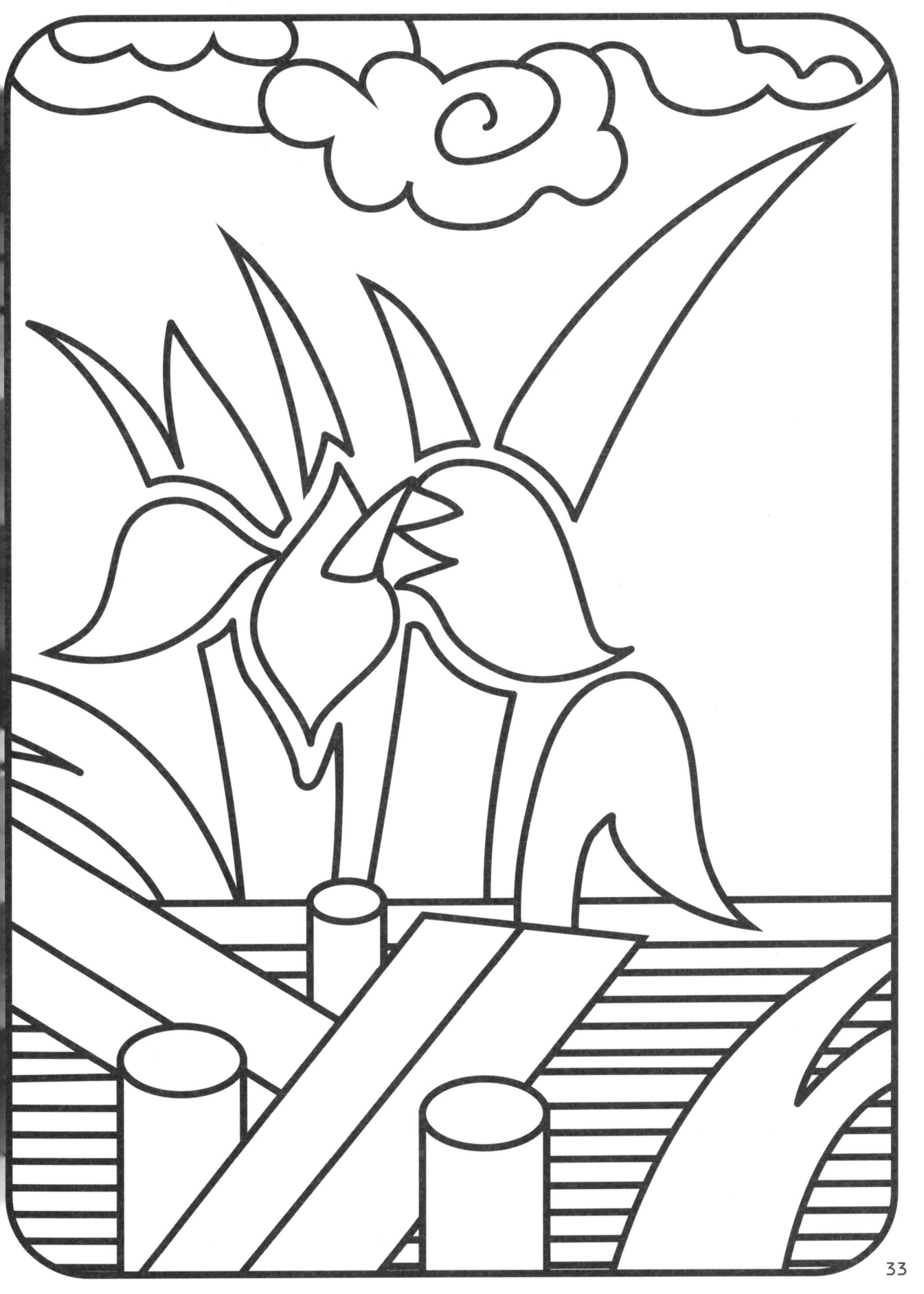

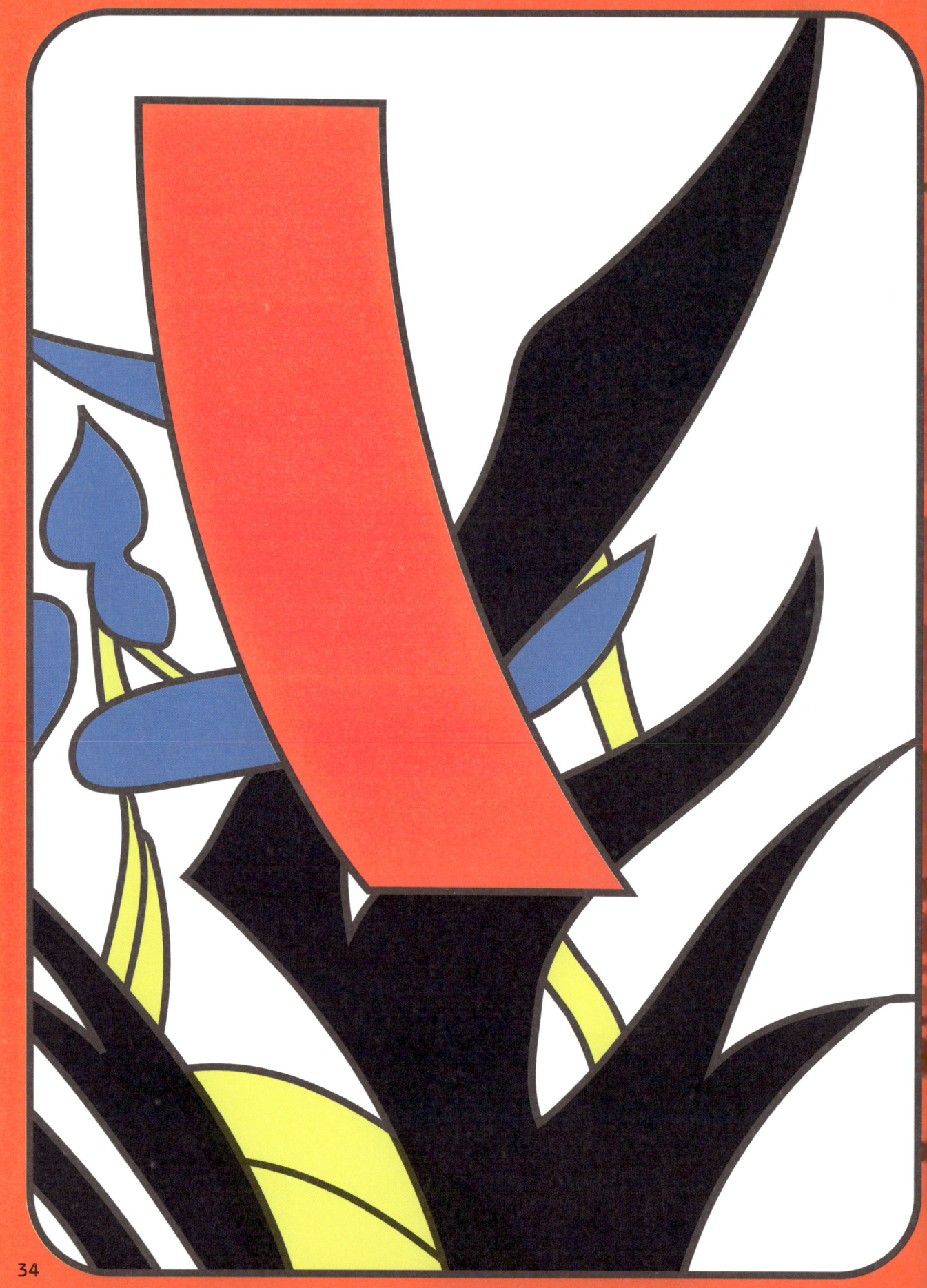

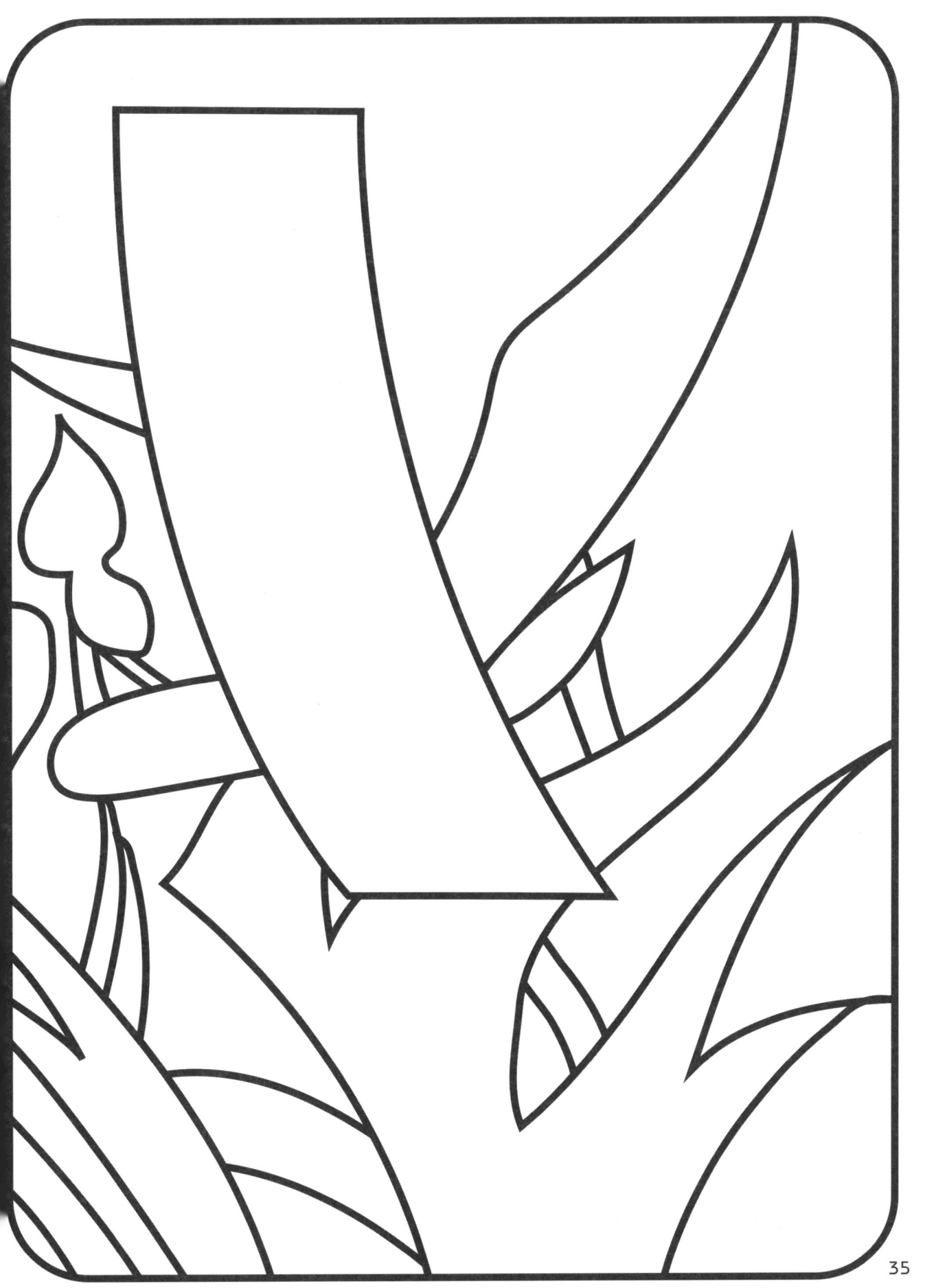

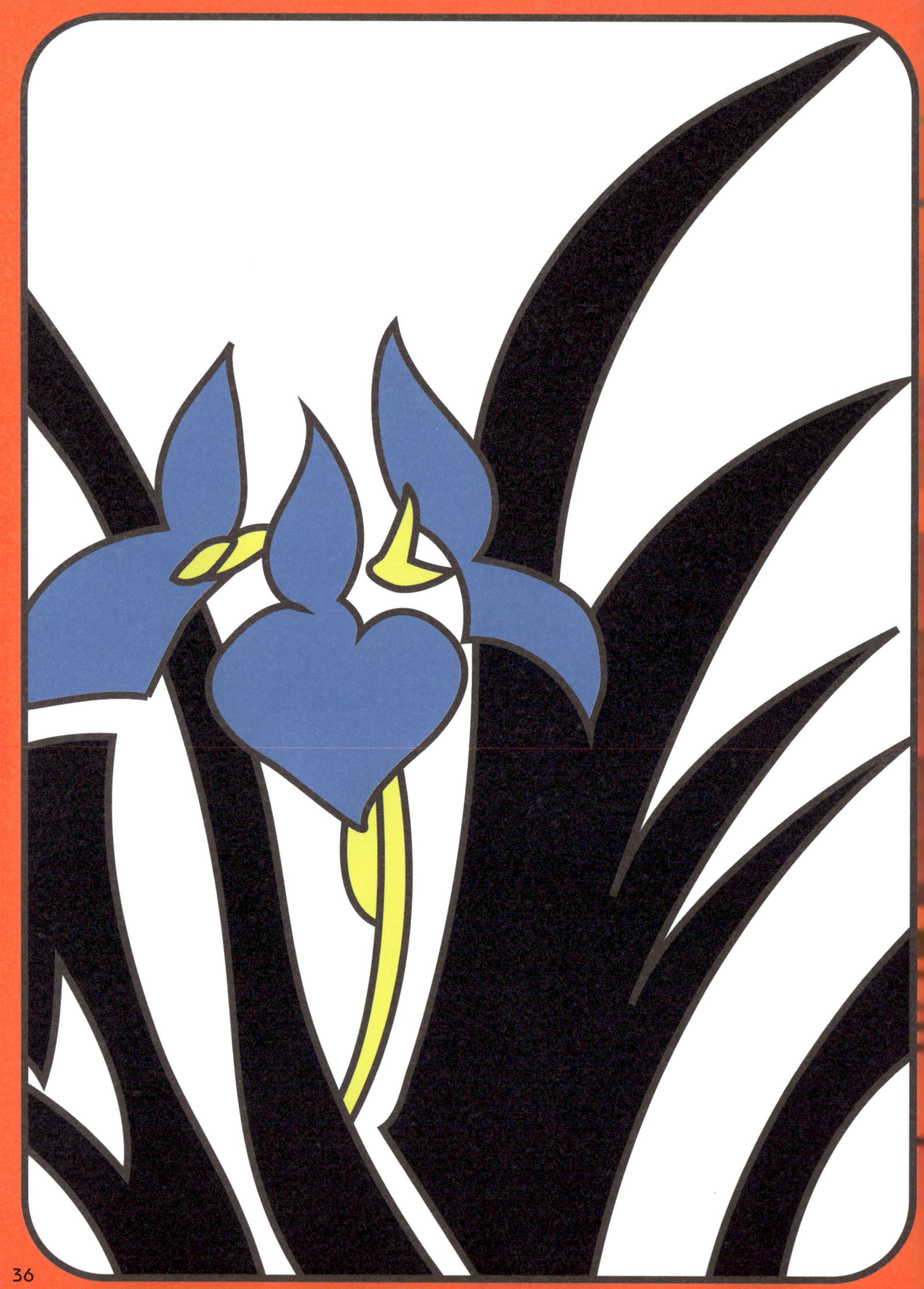

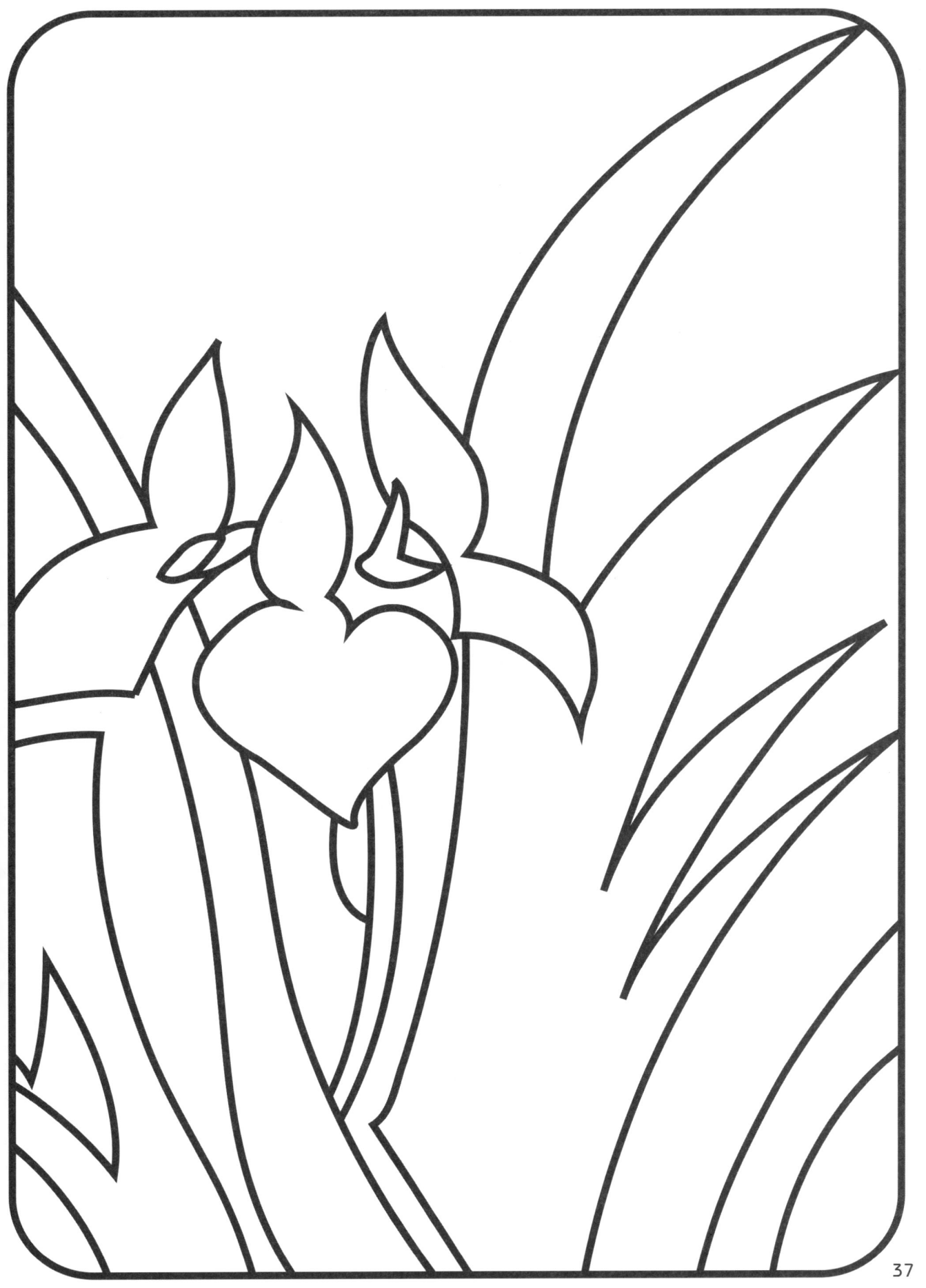

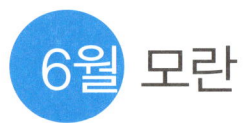 6월 모란

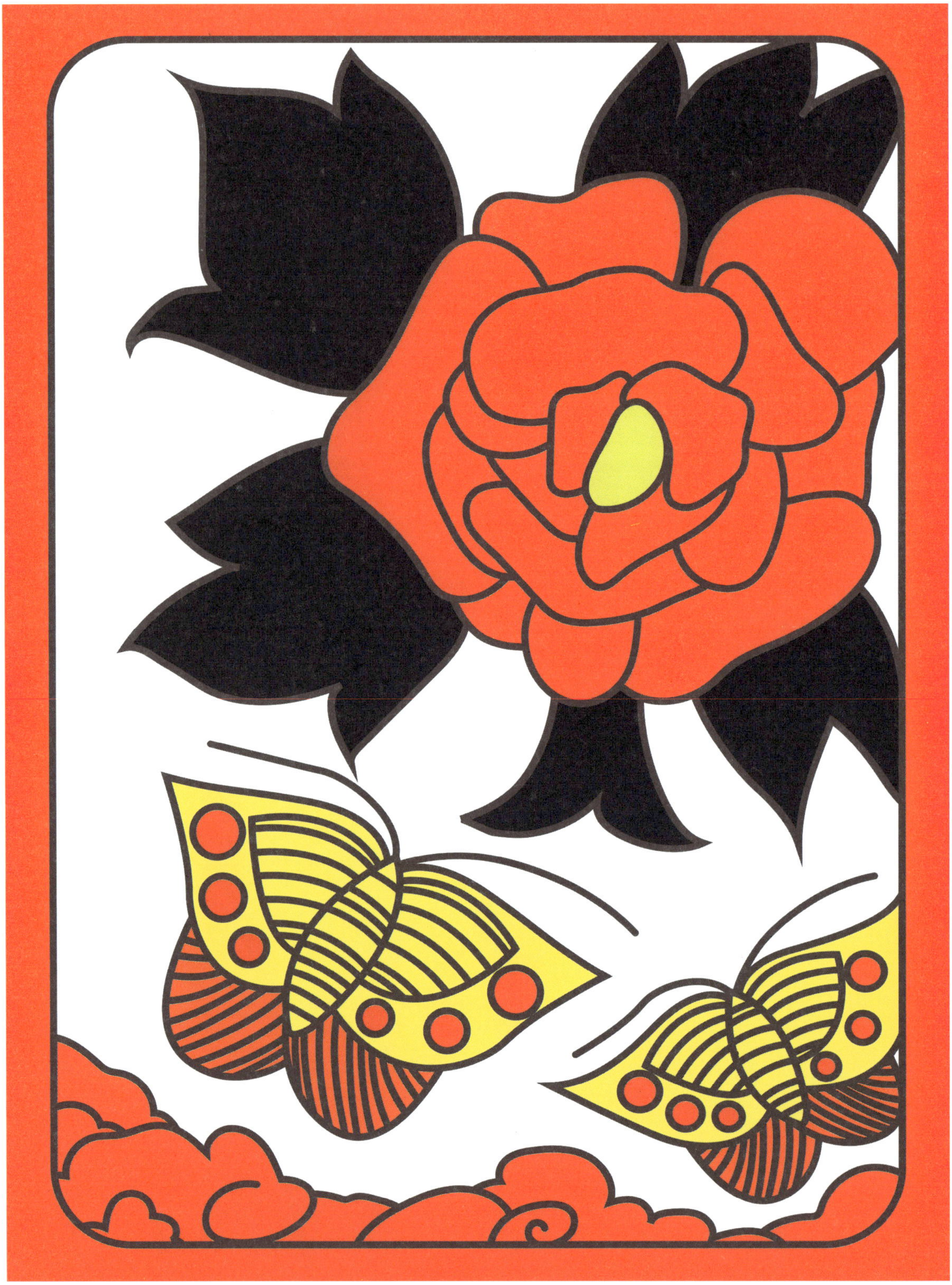

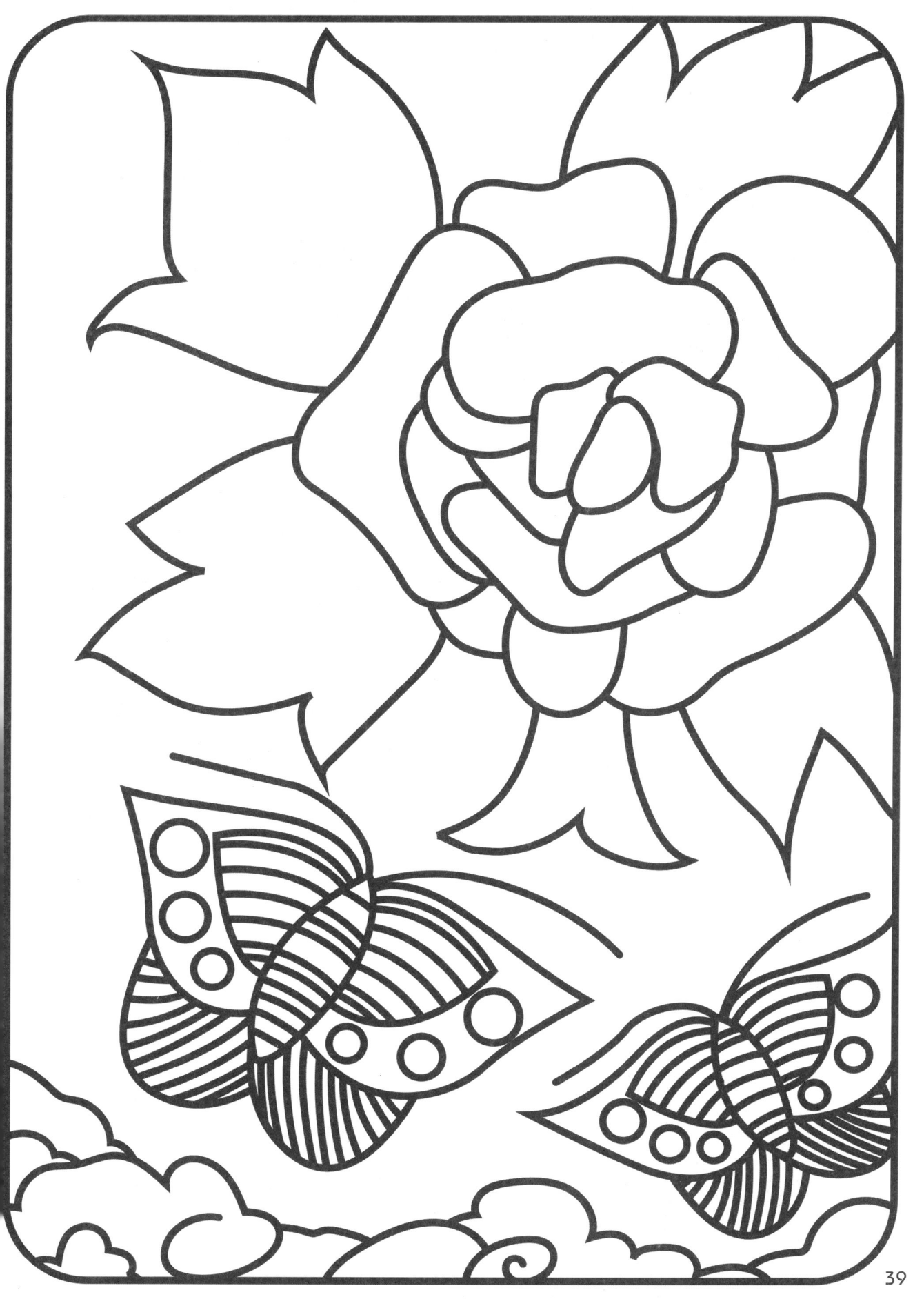

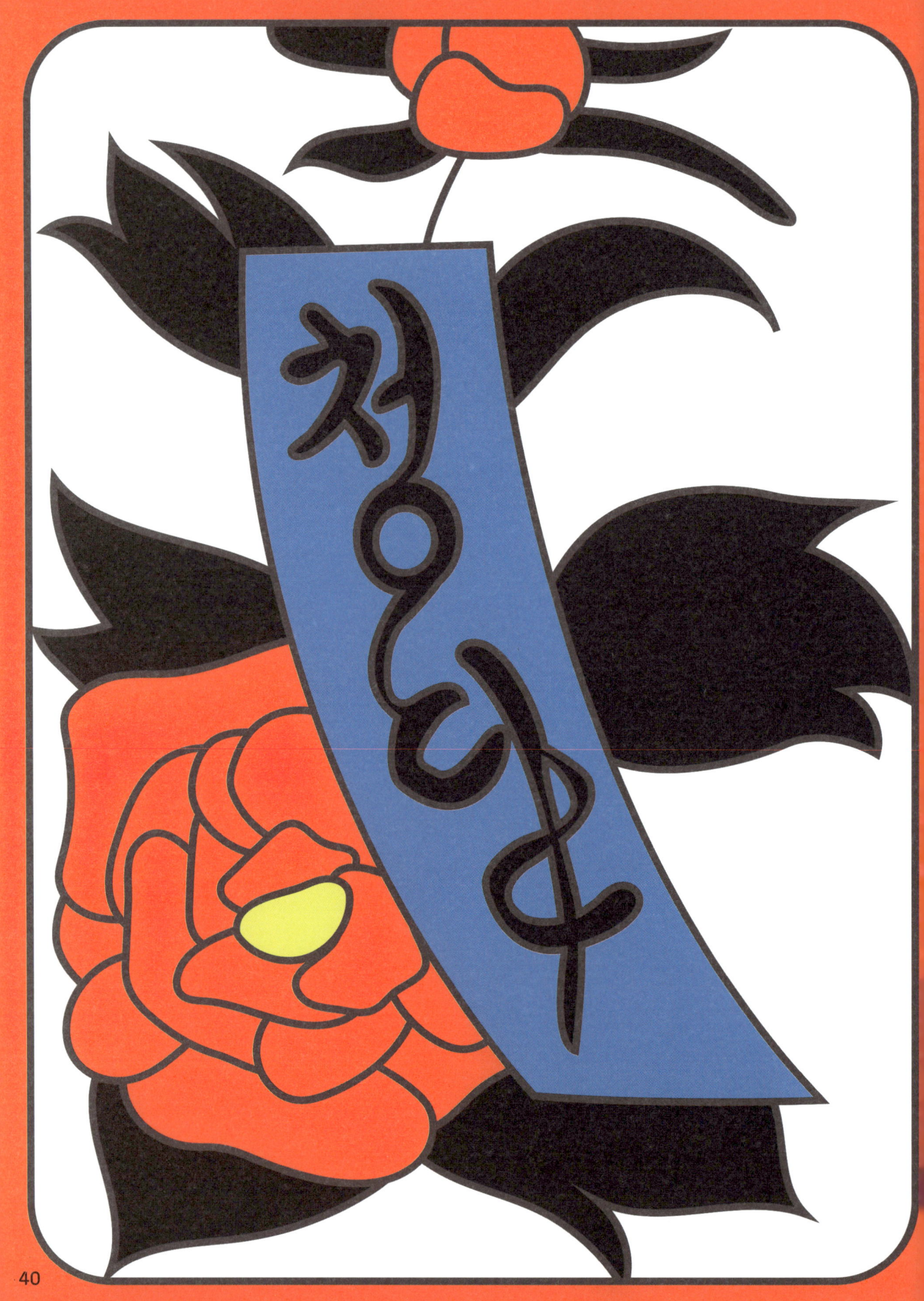

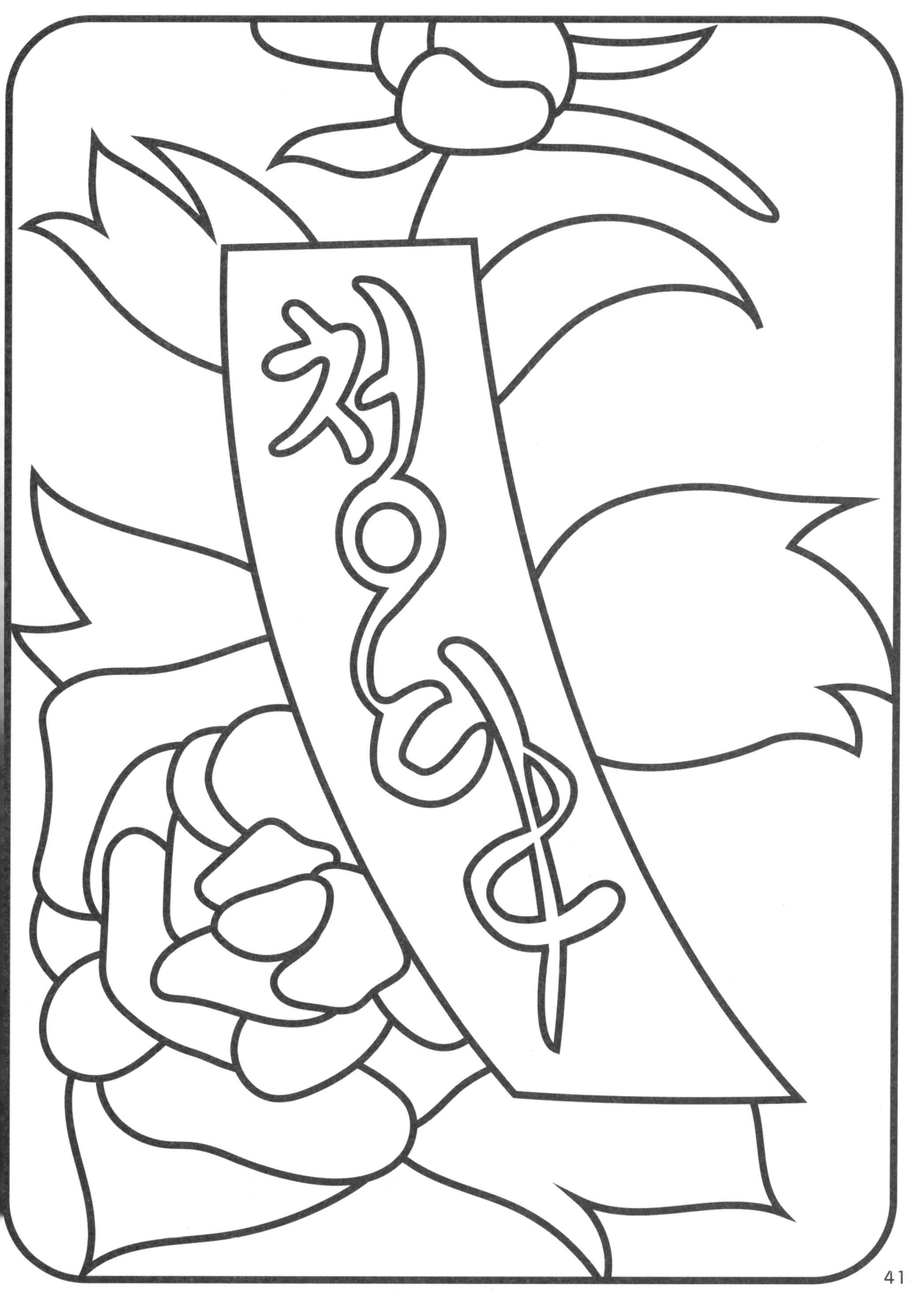

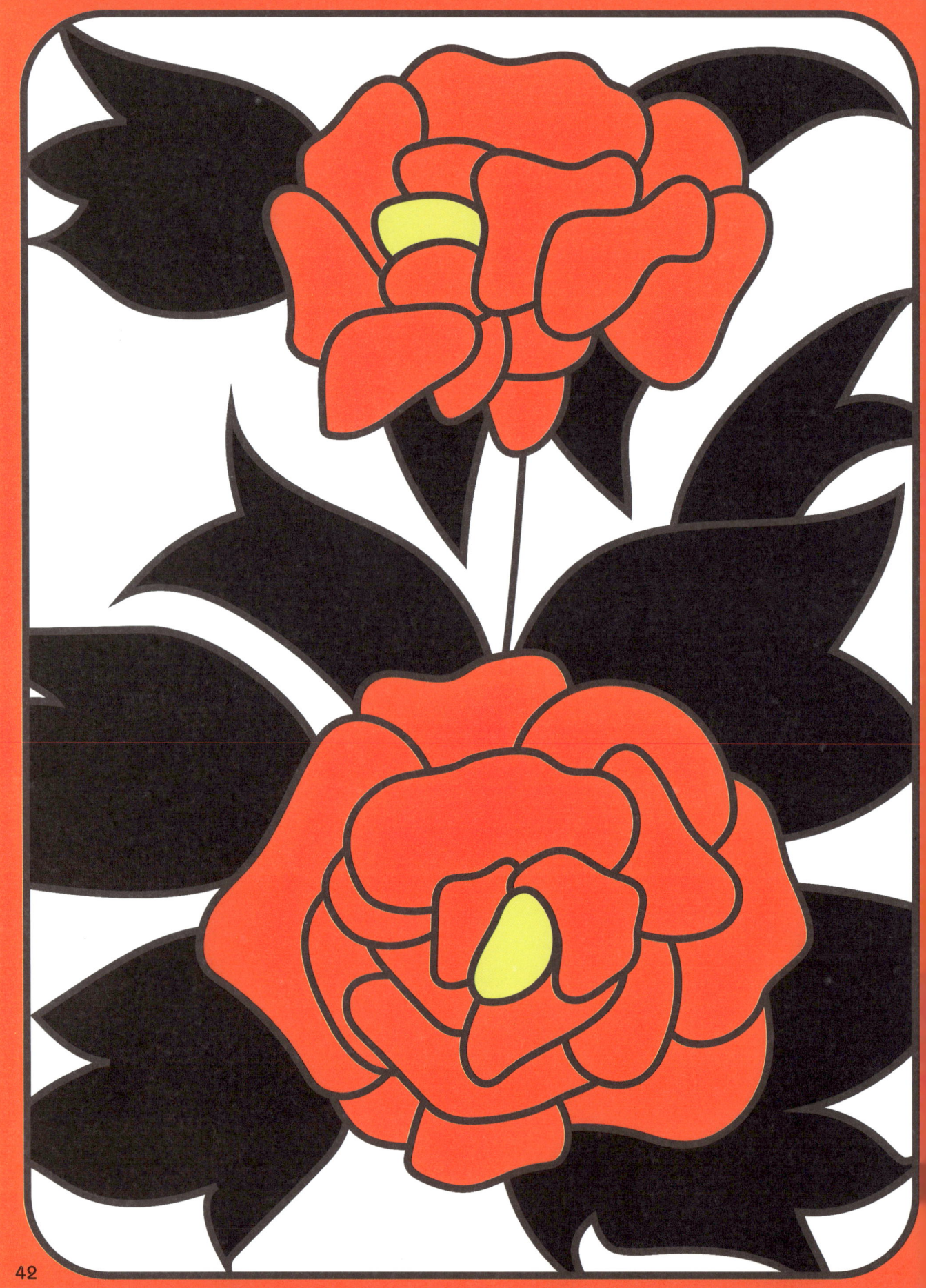

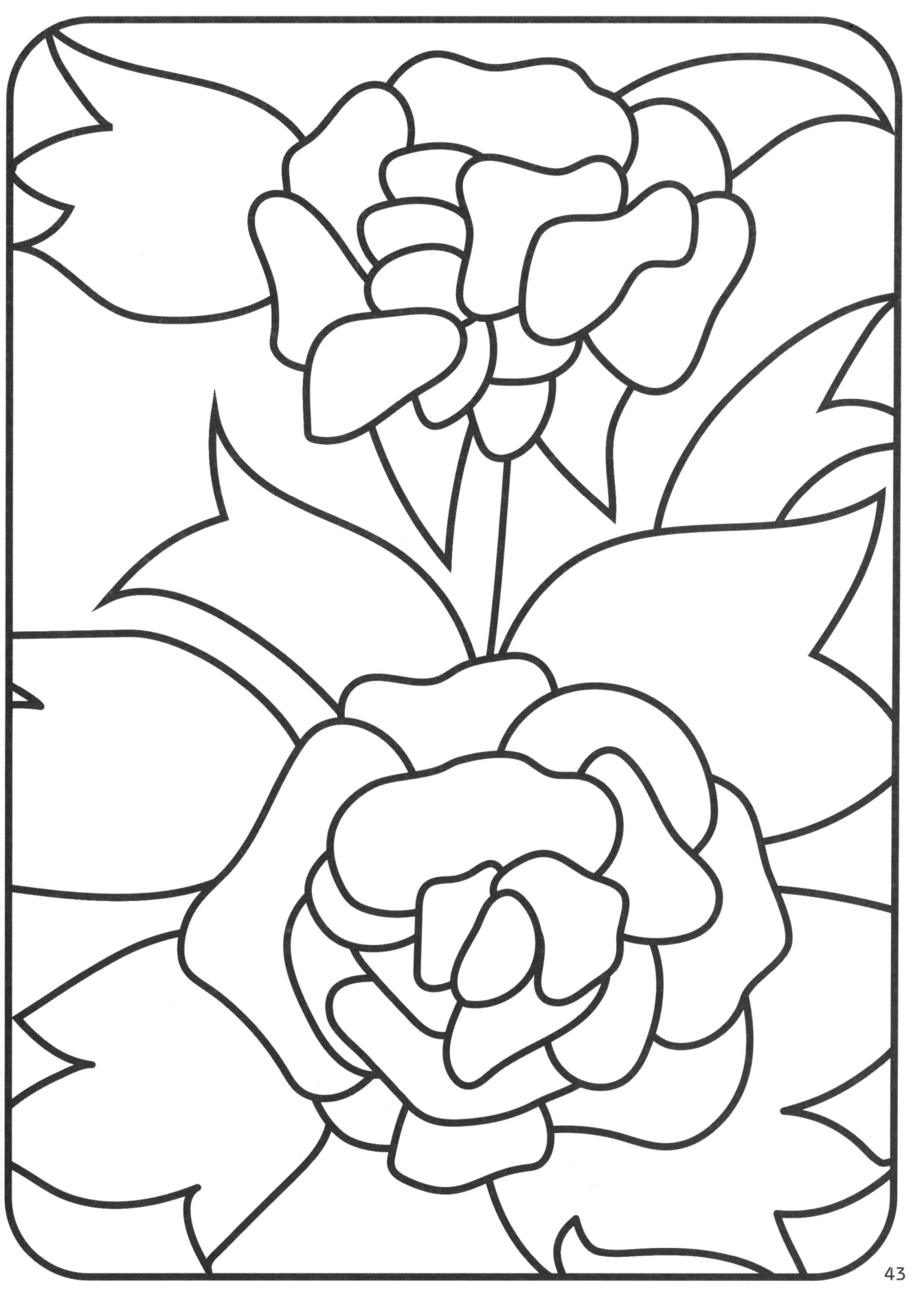

7월 홍싸리

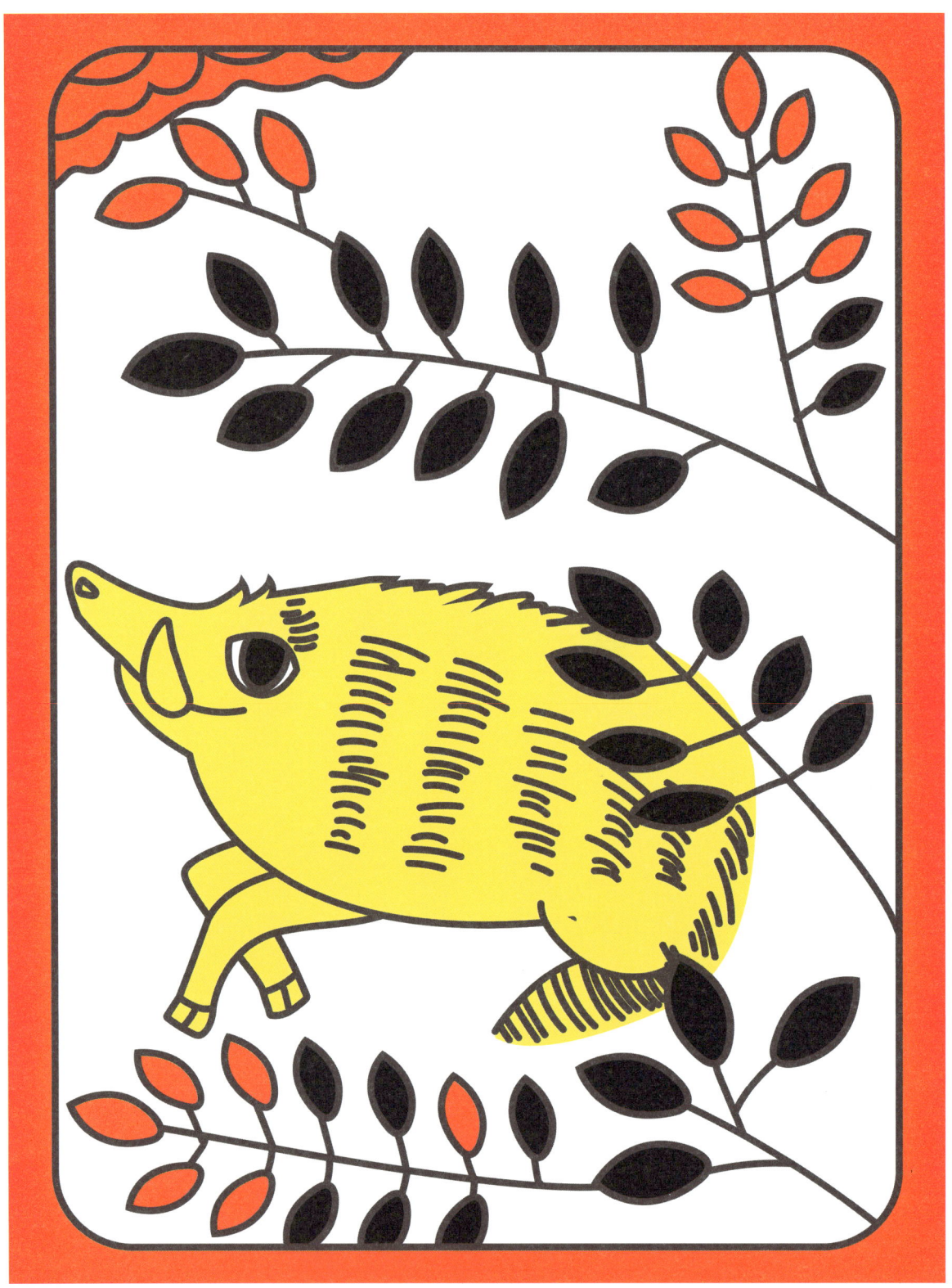

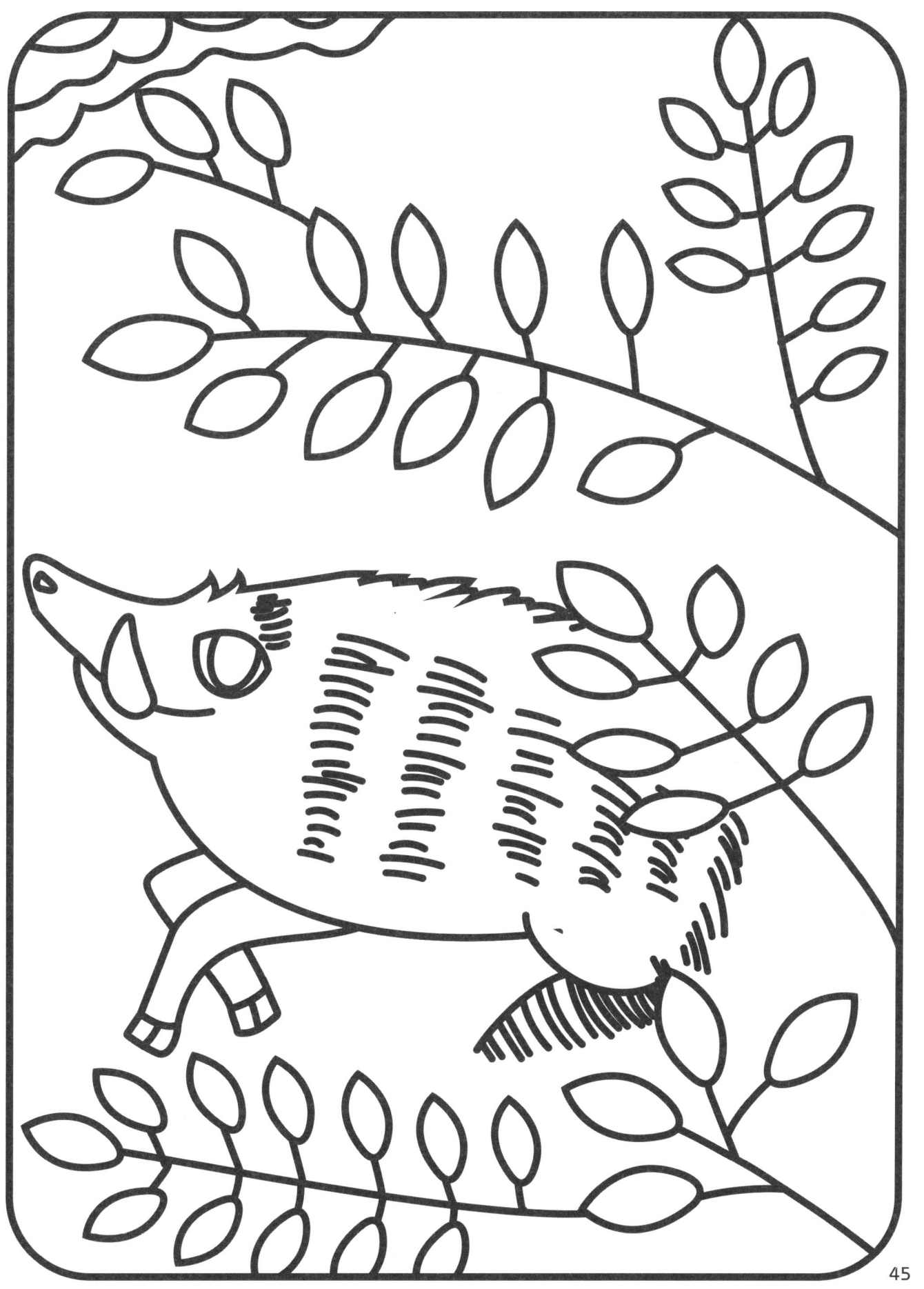

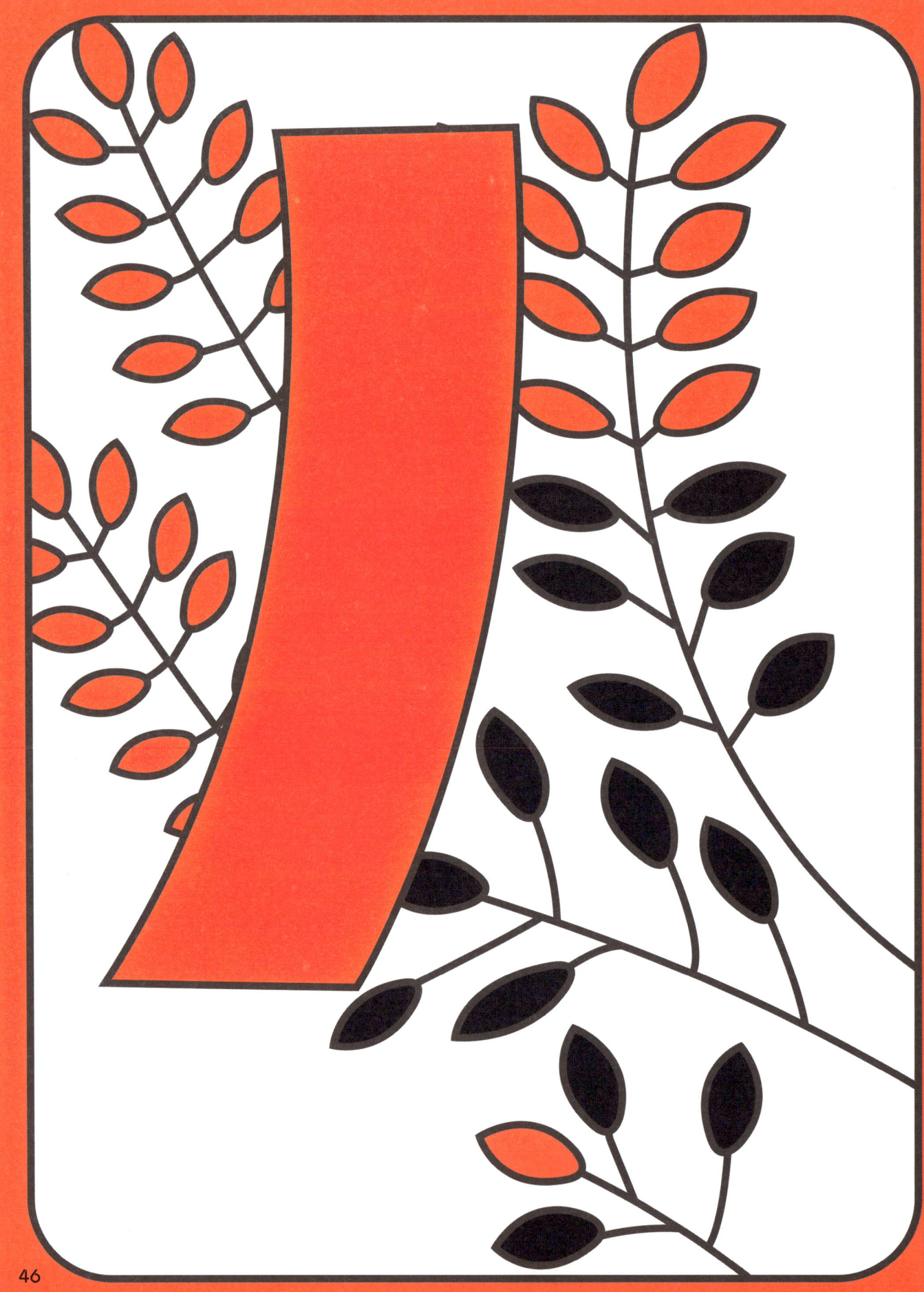

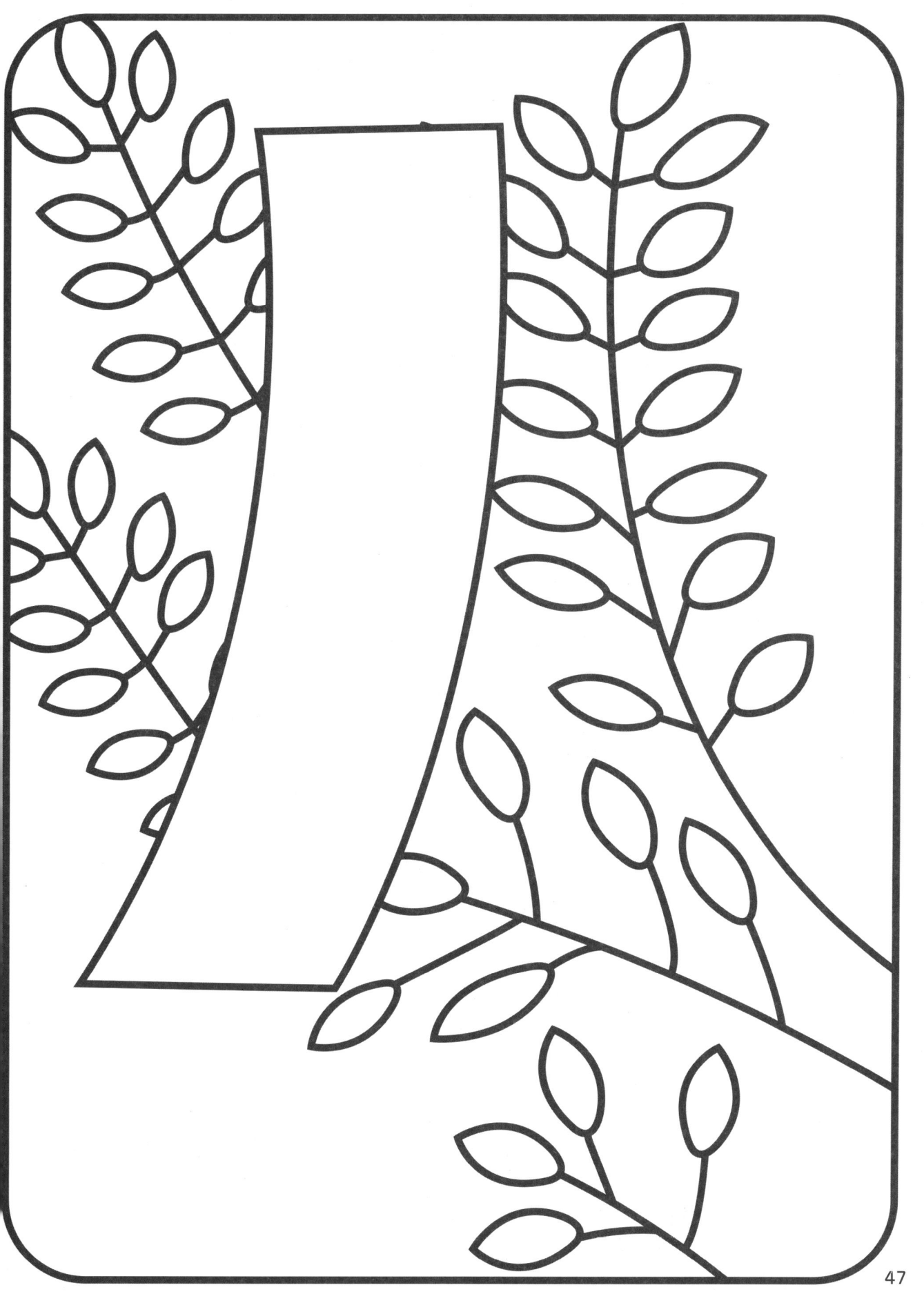

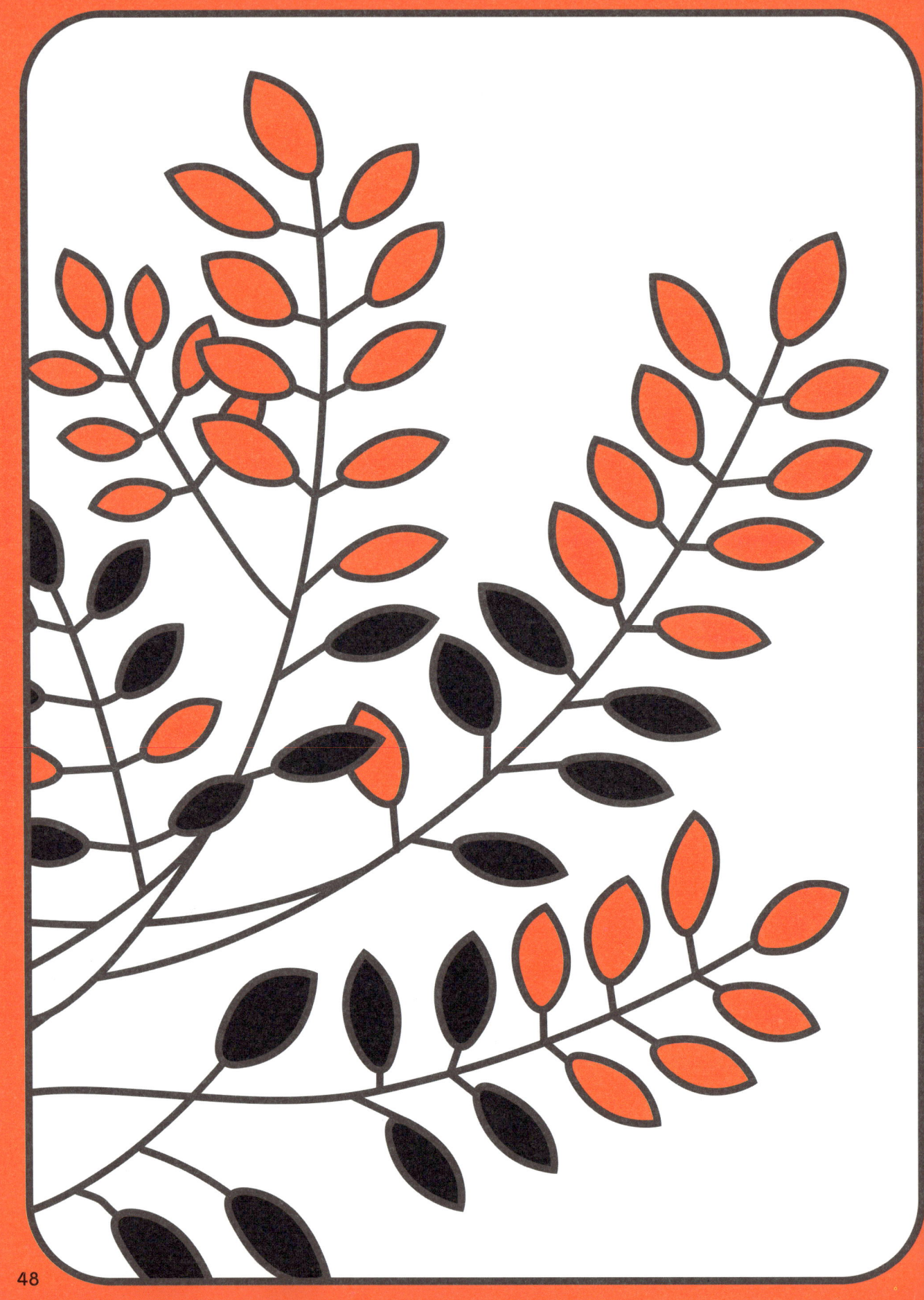

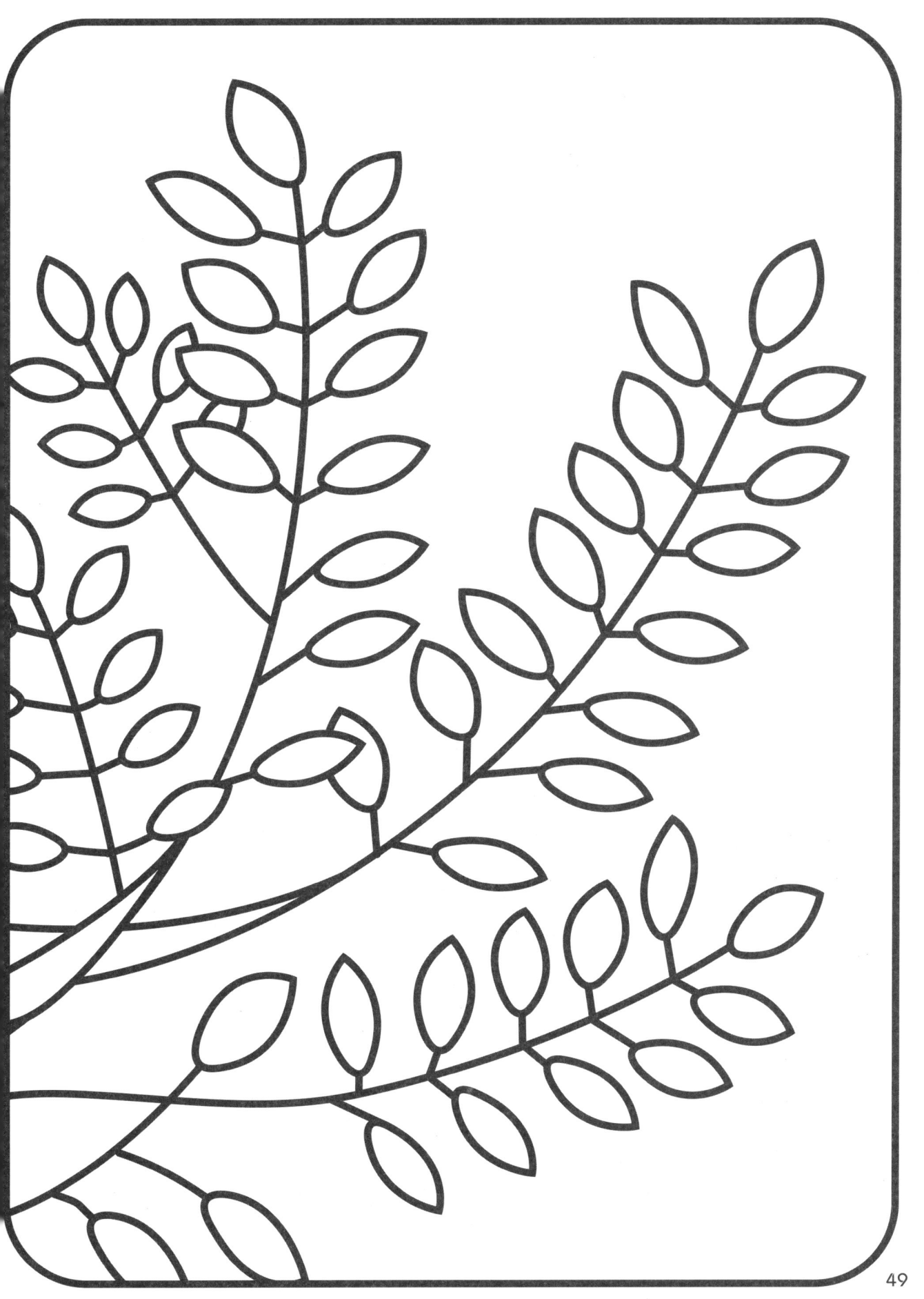

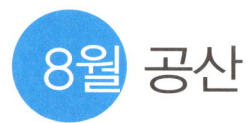 8월 공산

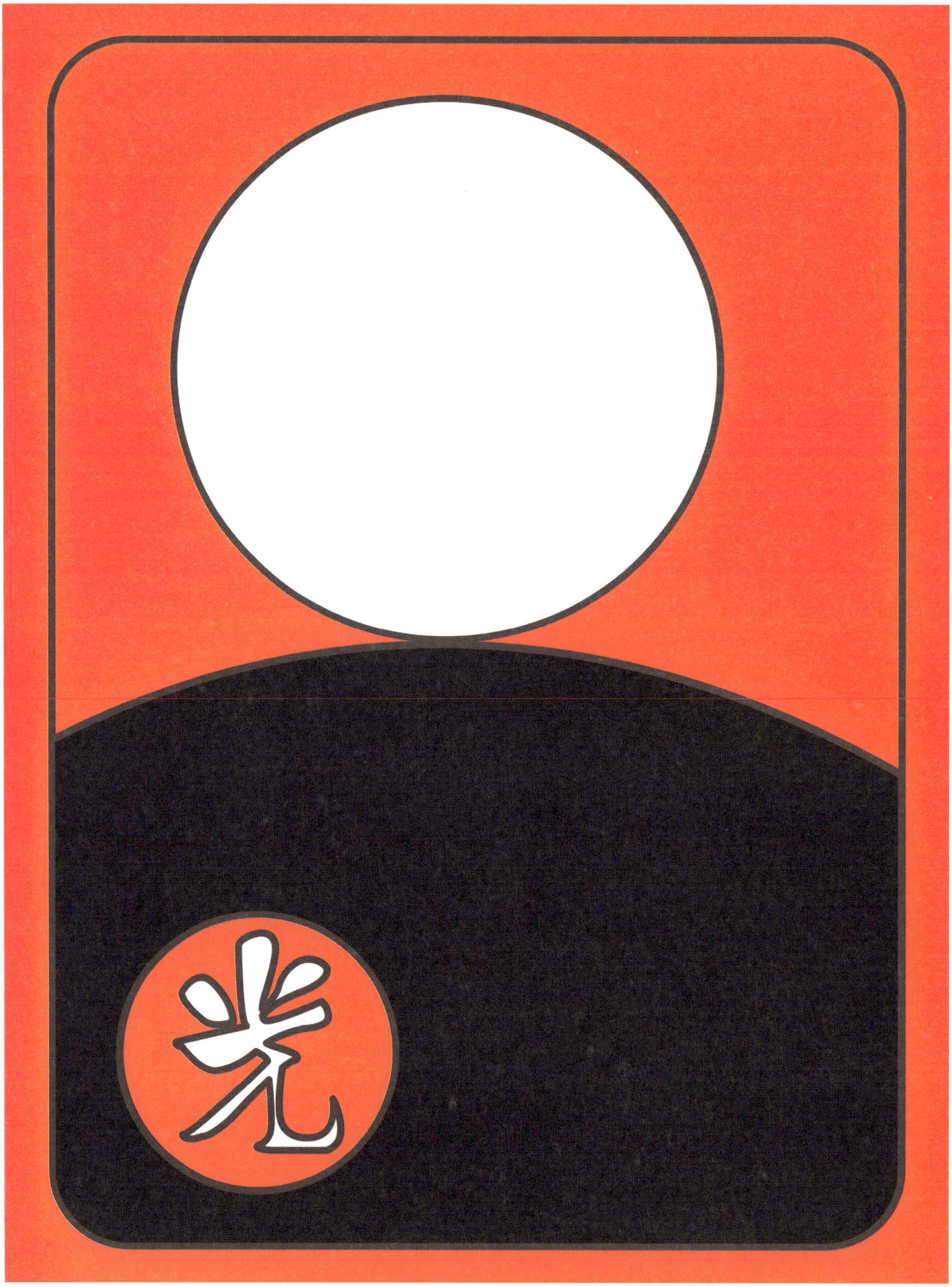

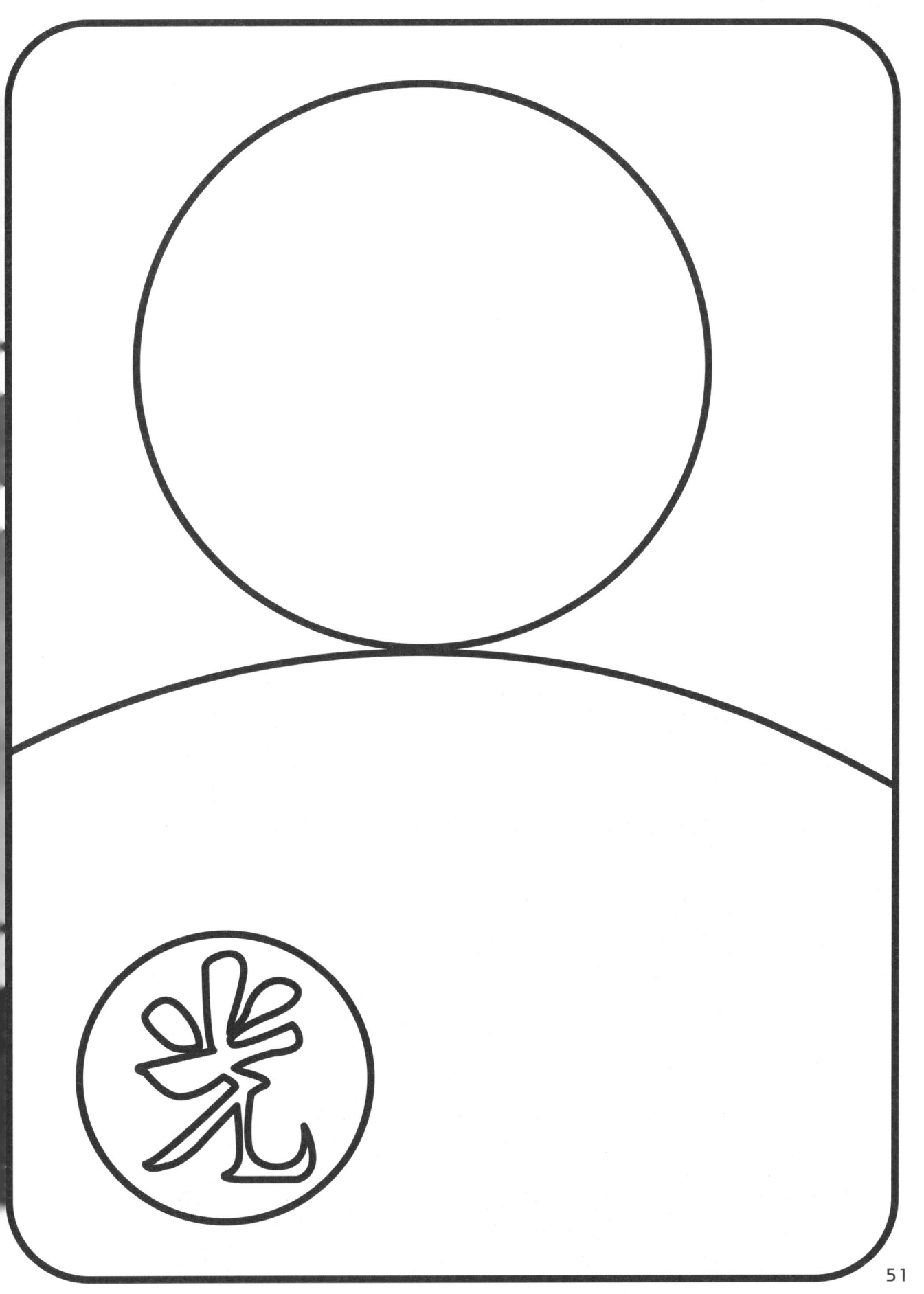

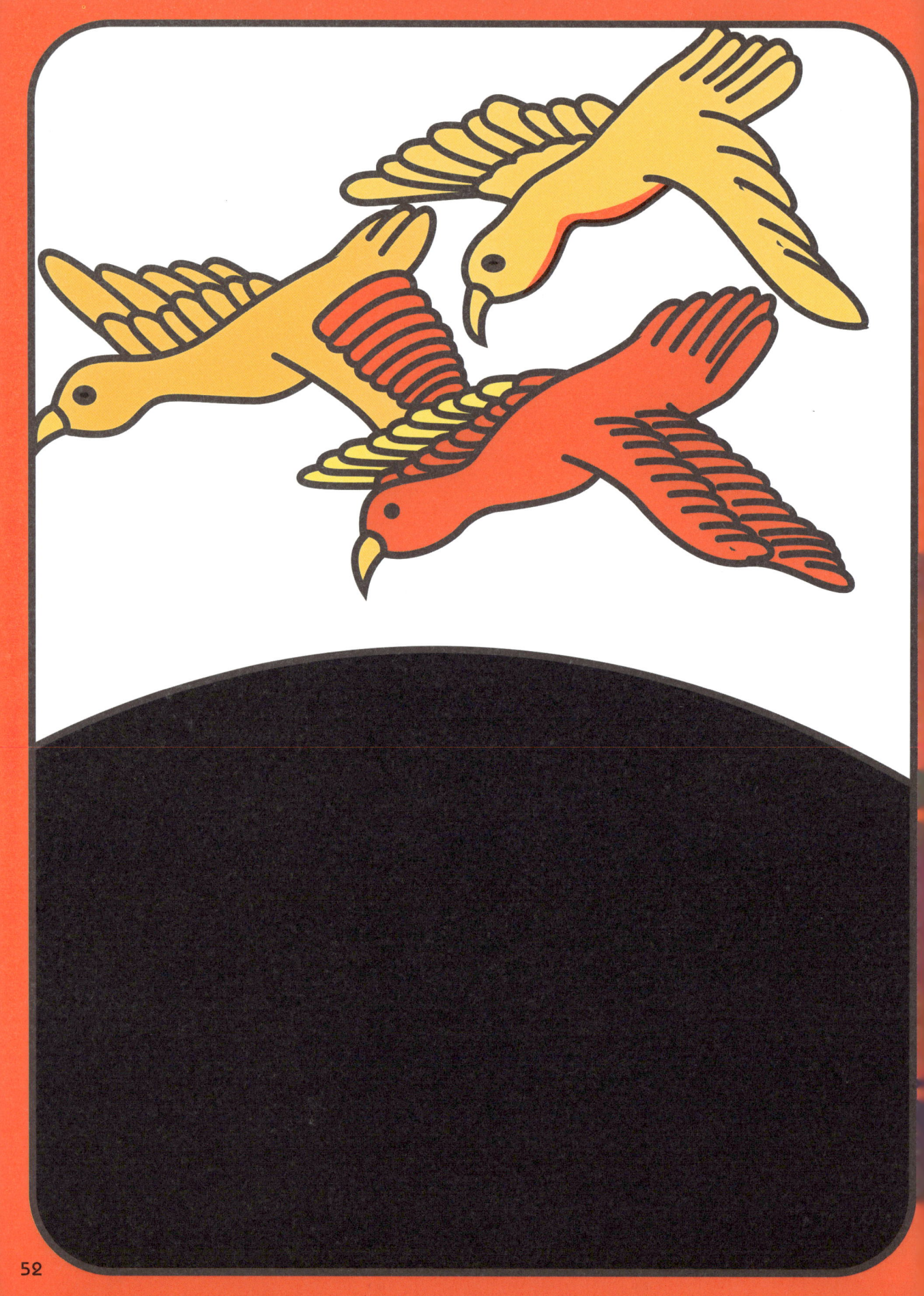

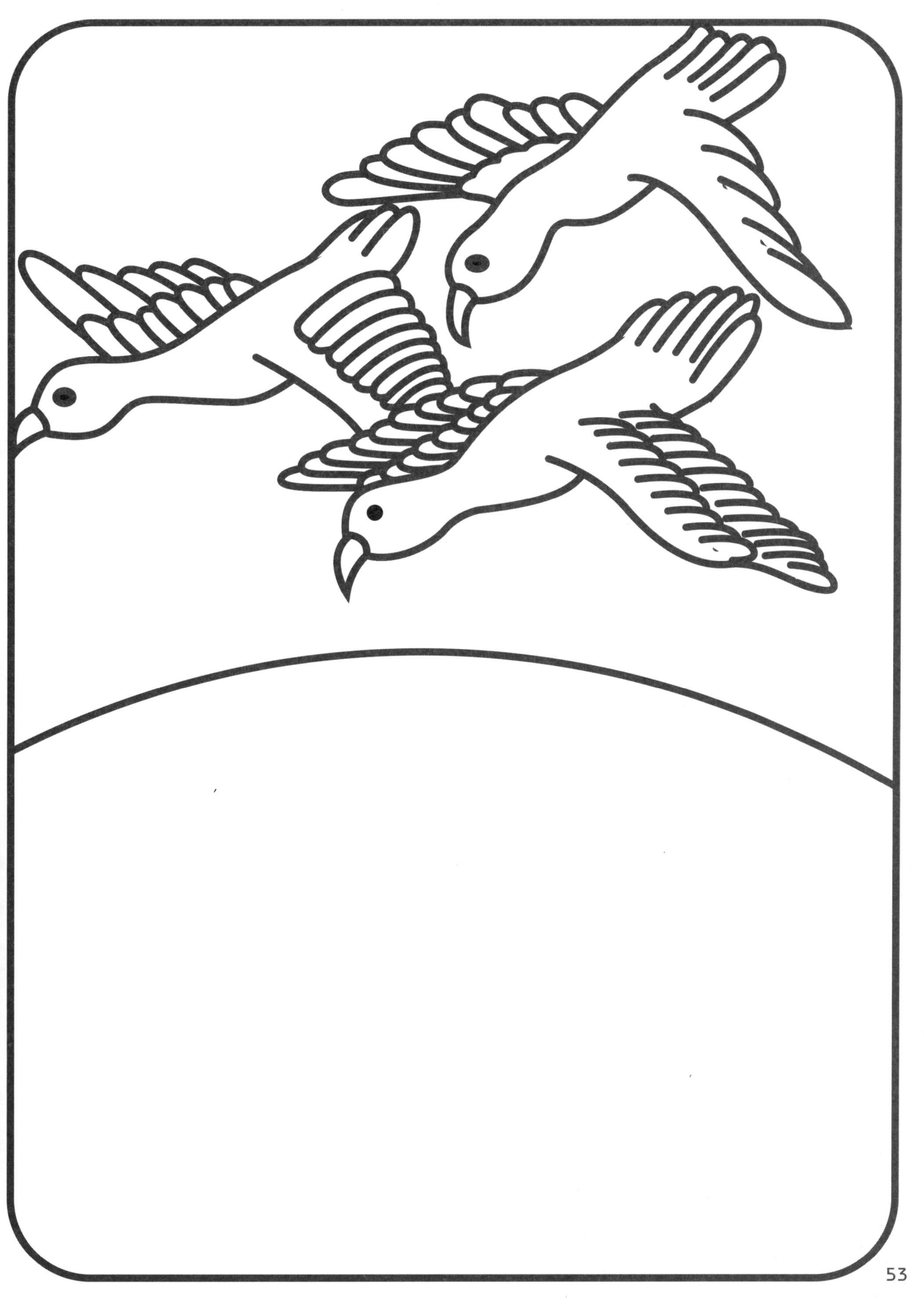

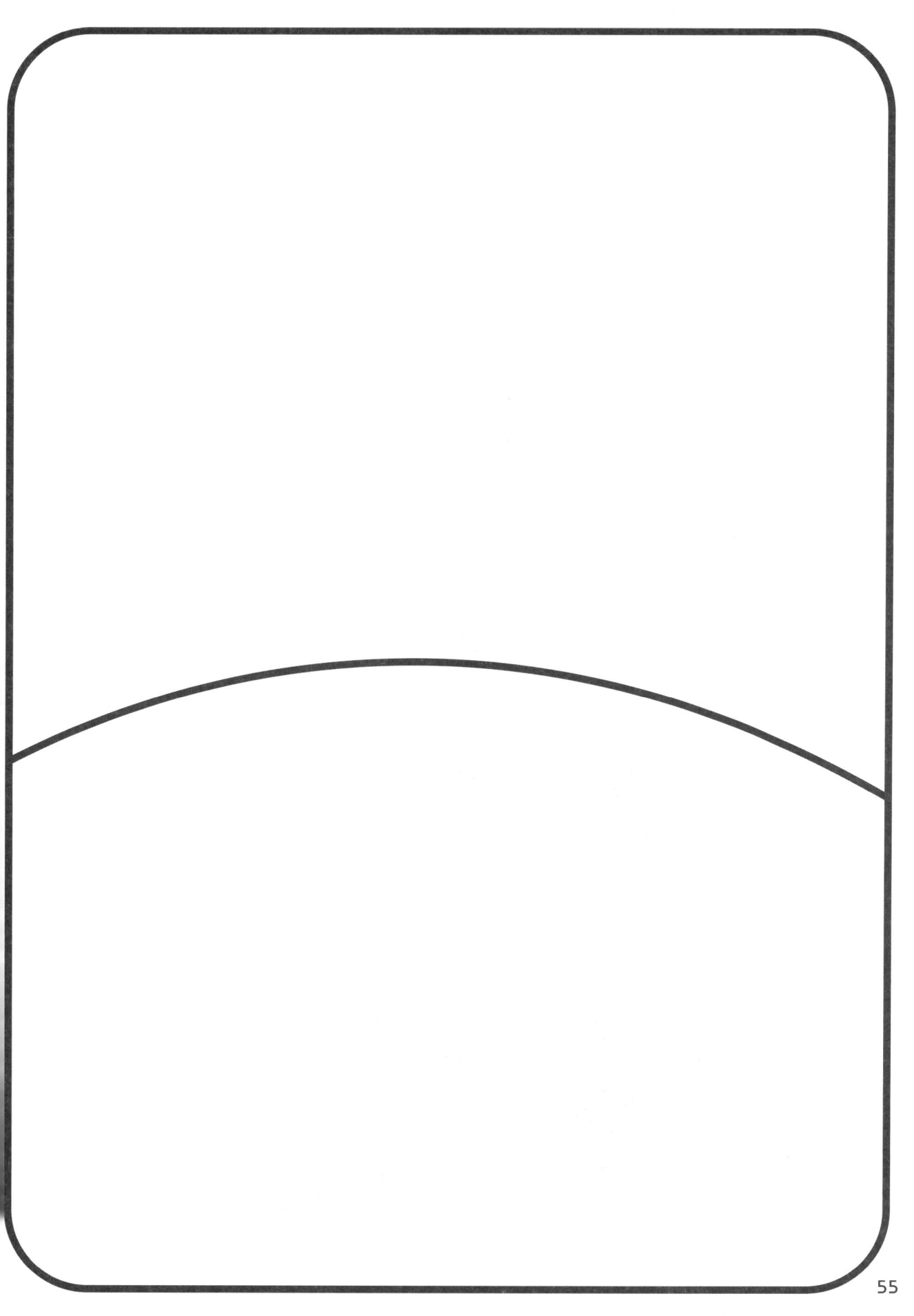

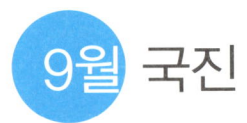 9월 국진

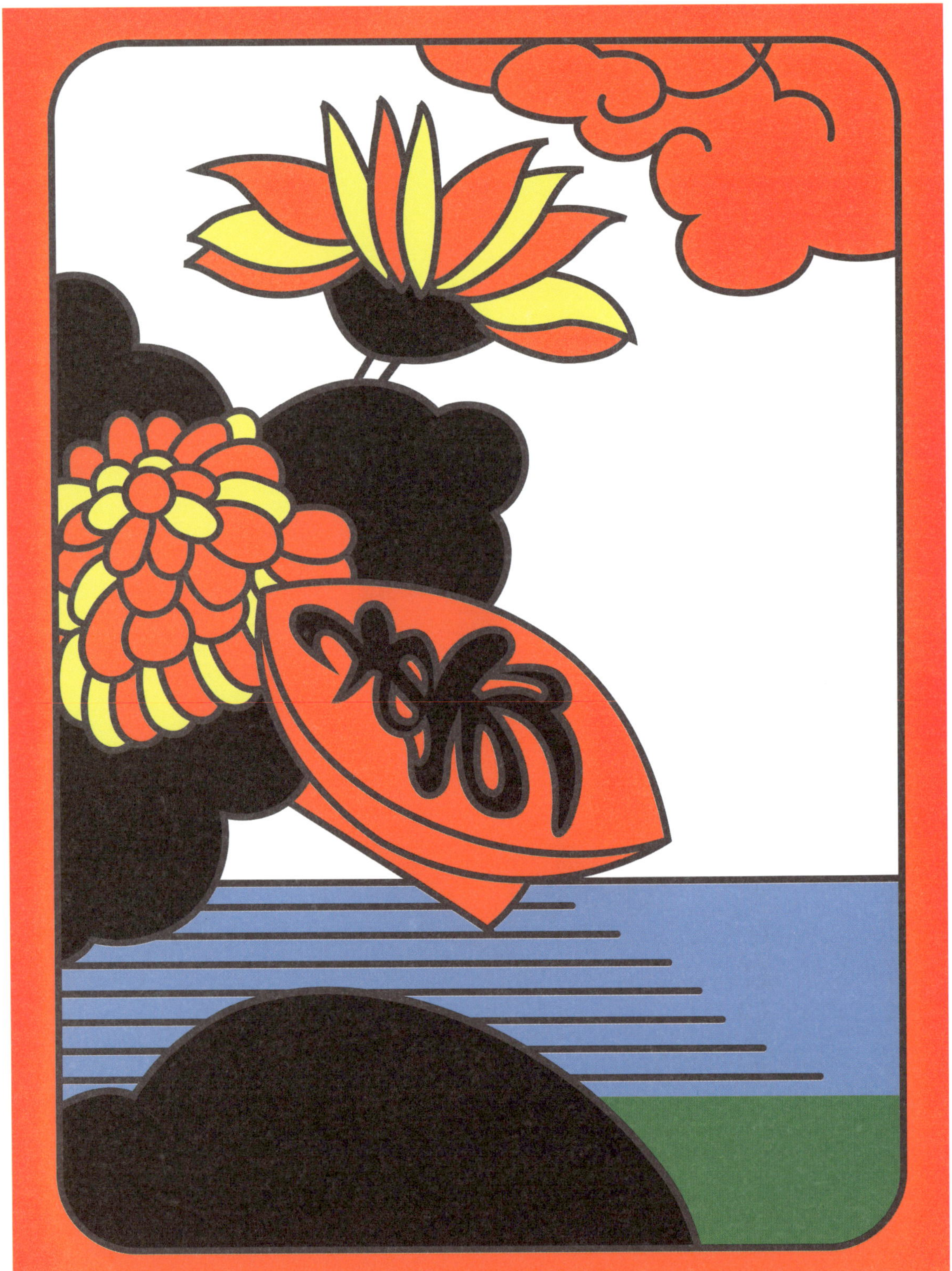

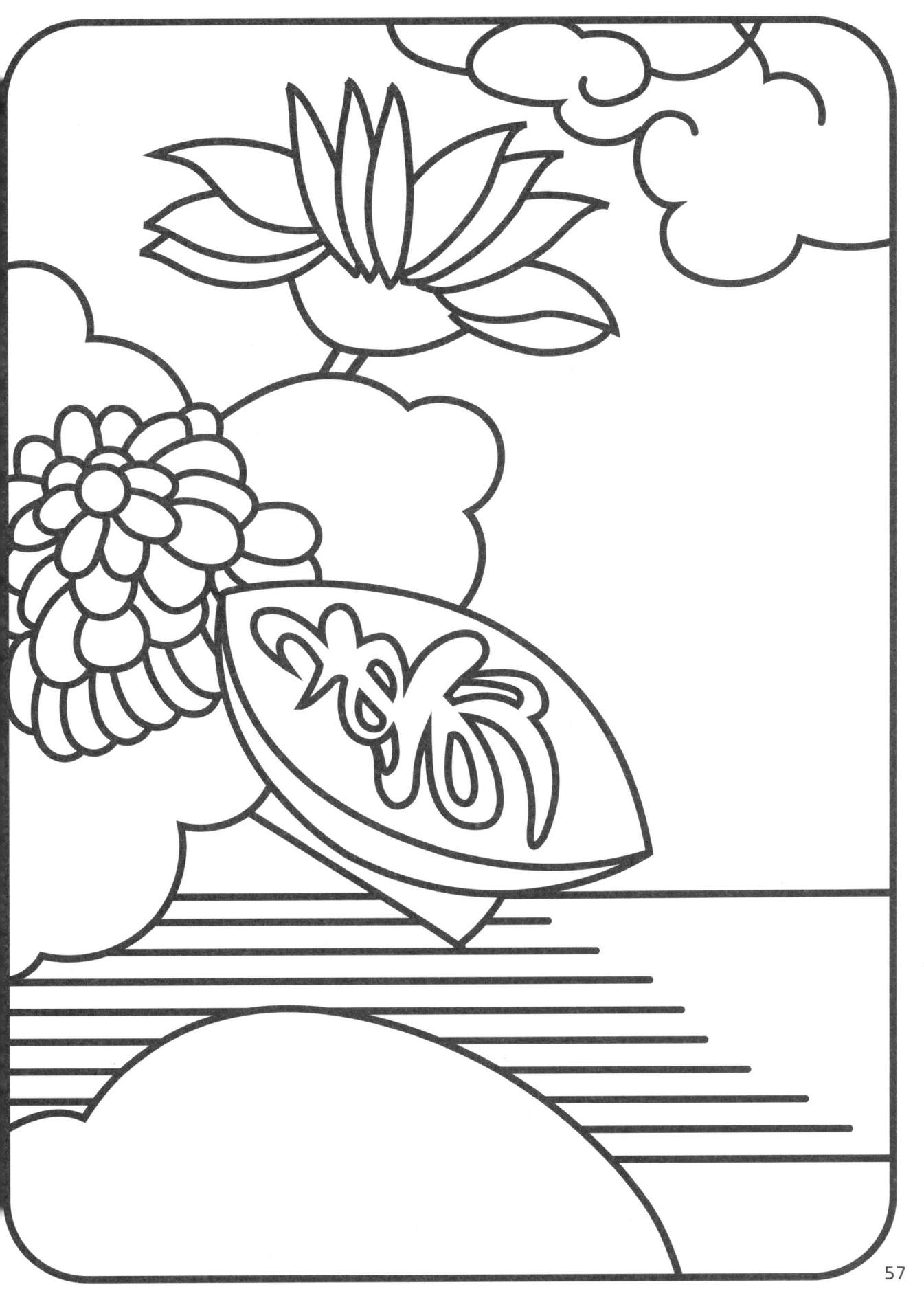

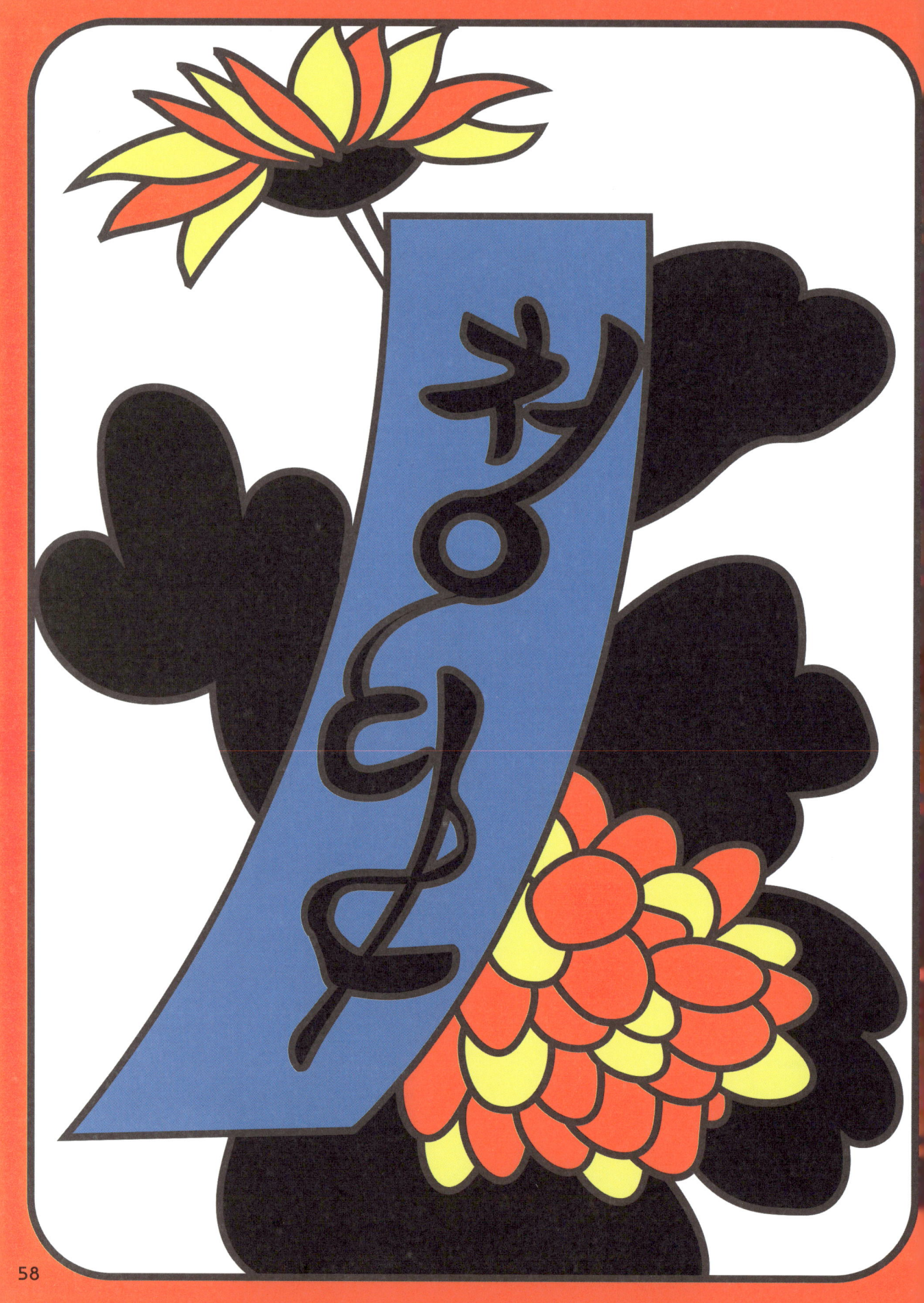

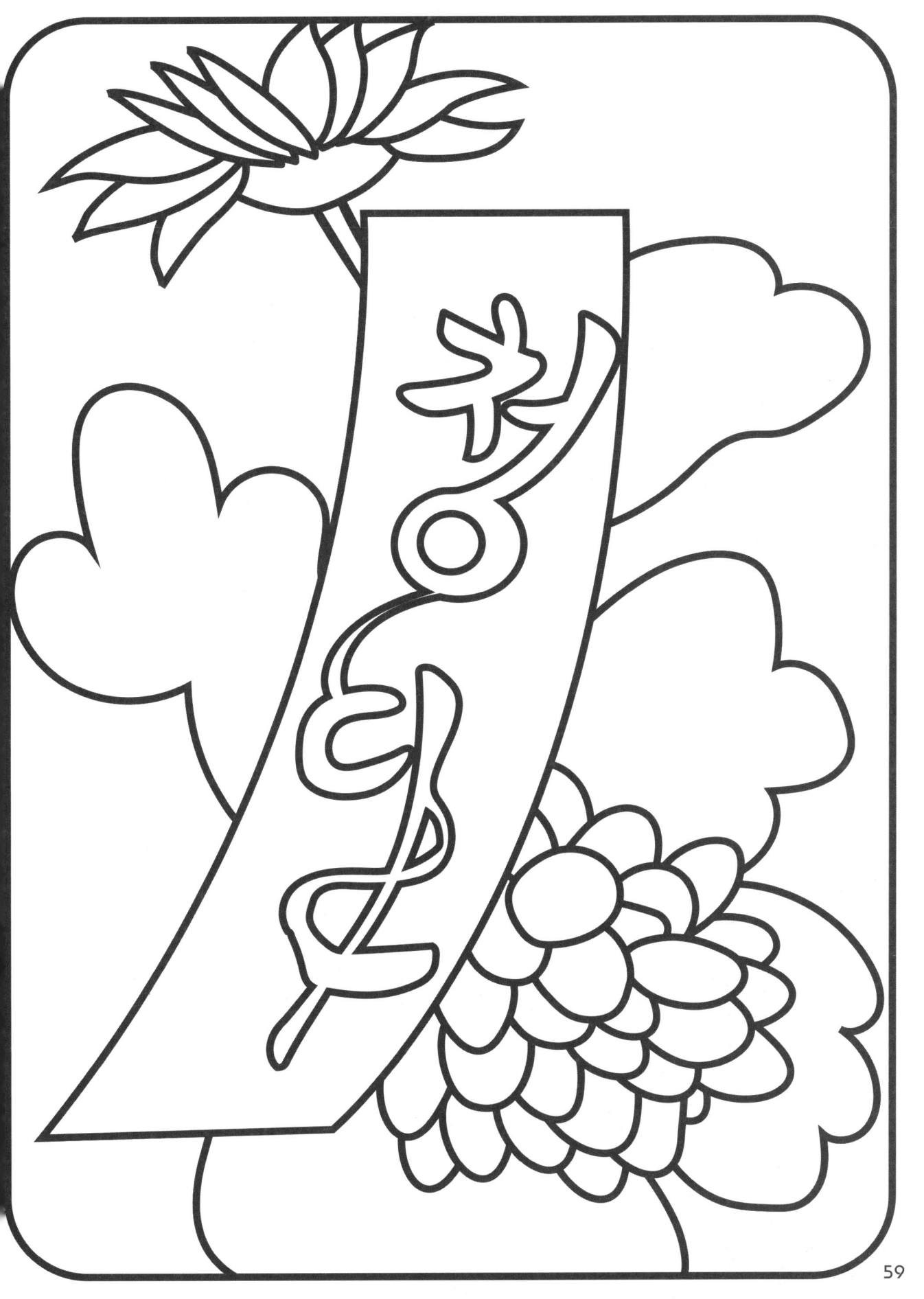

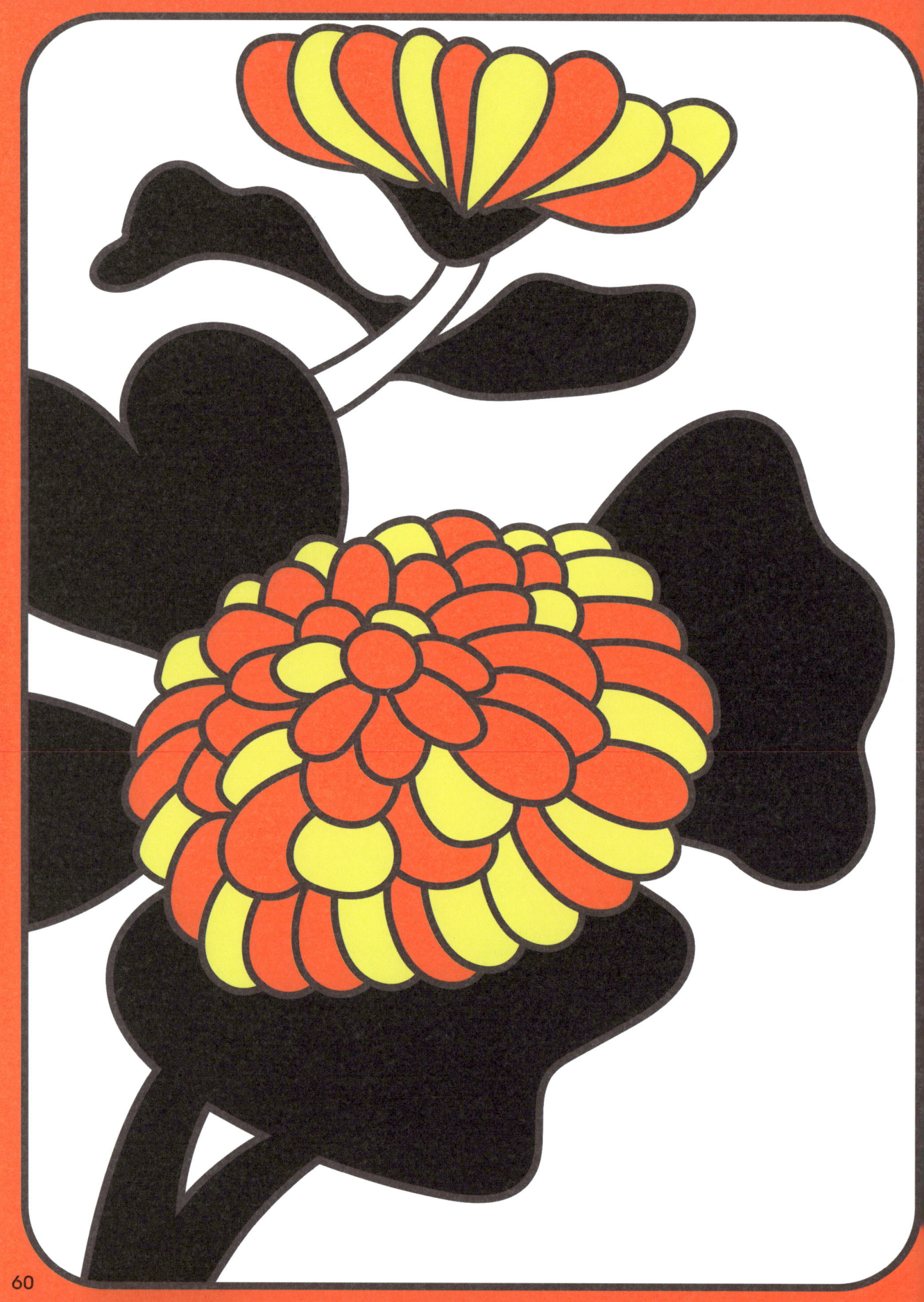

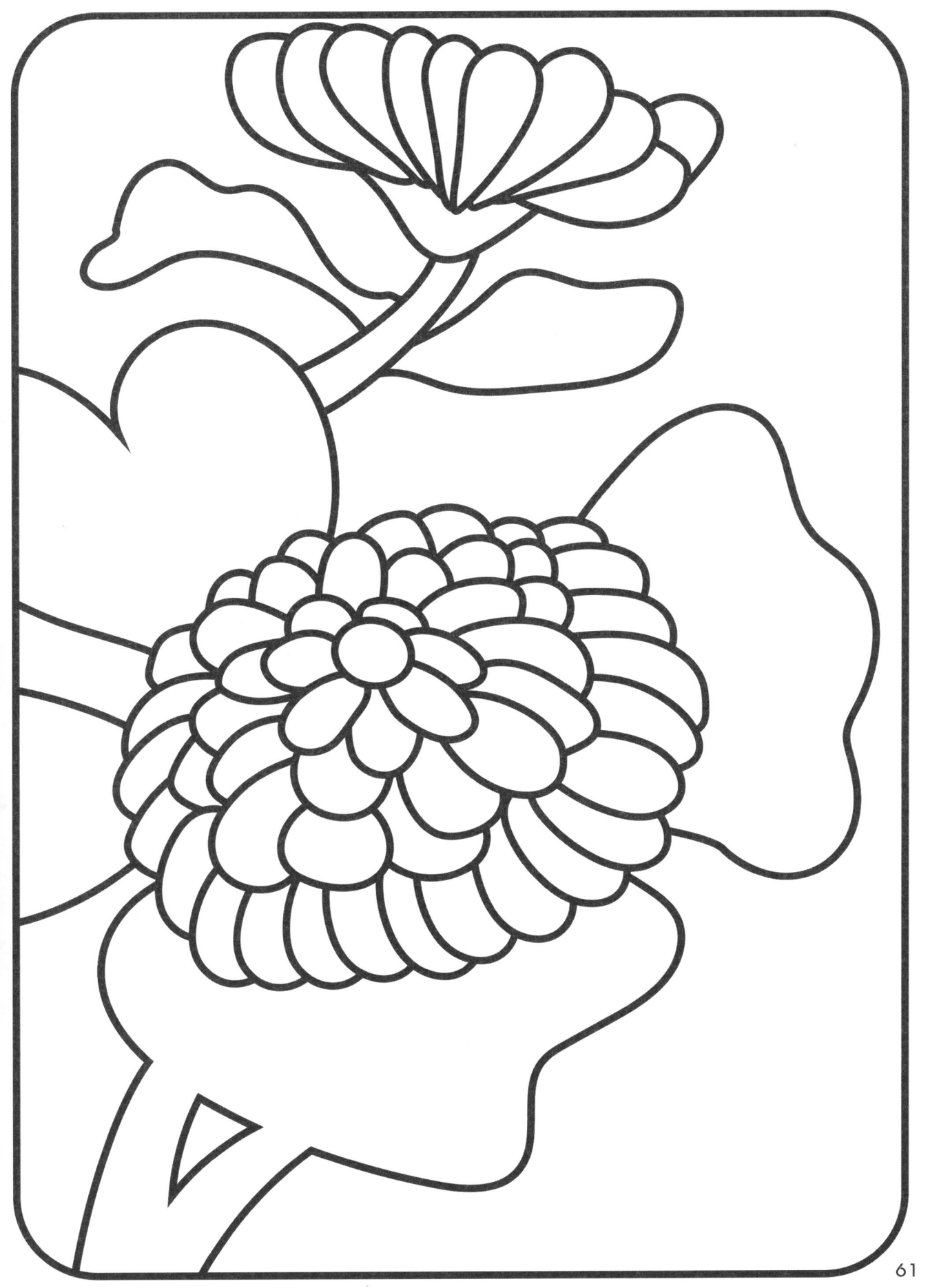

10월 단풍

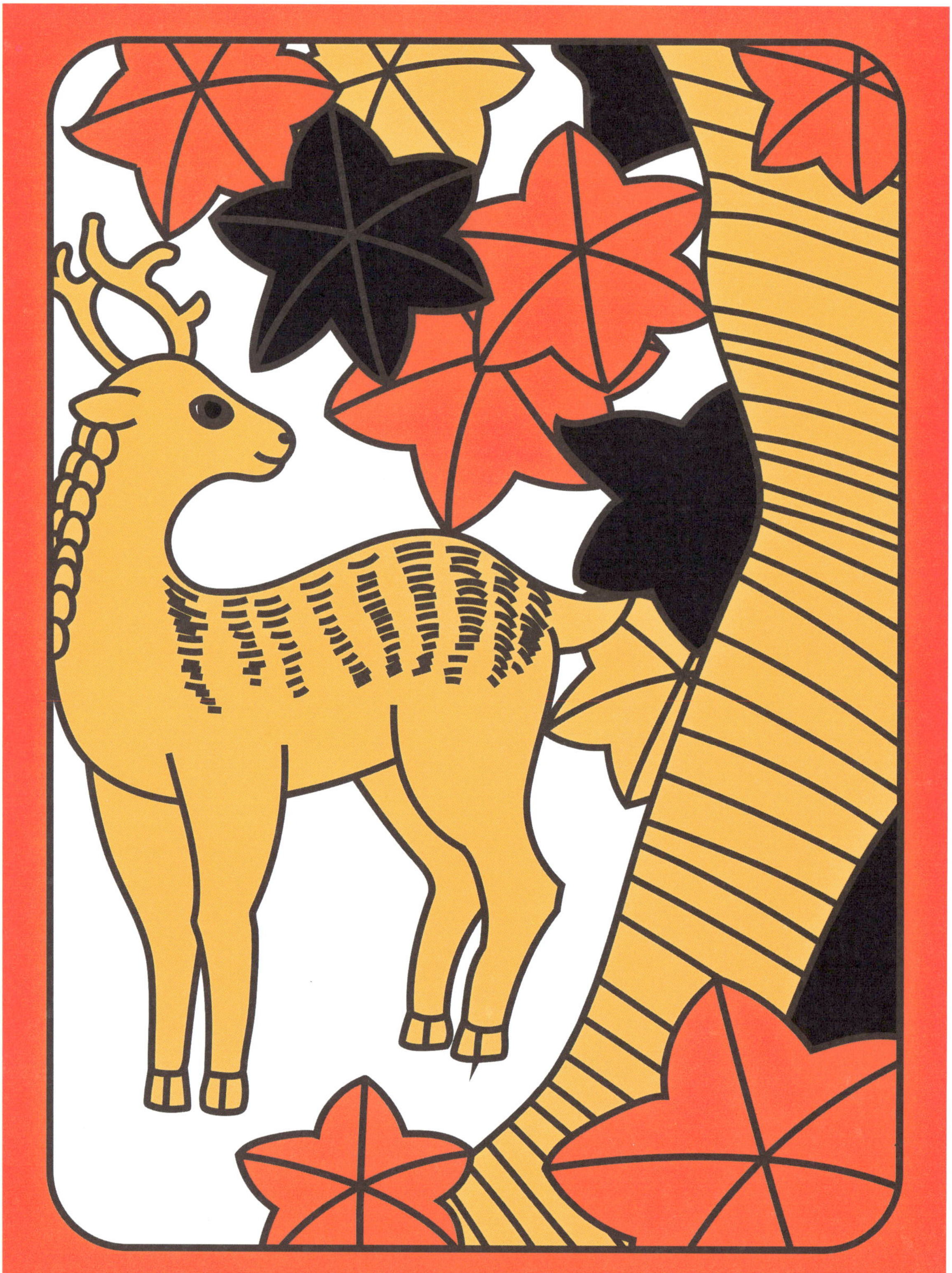

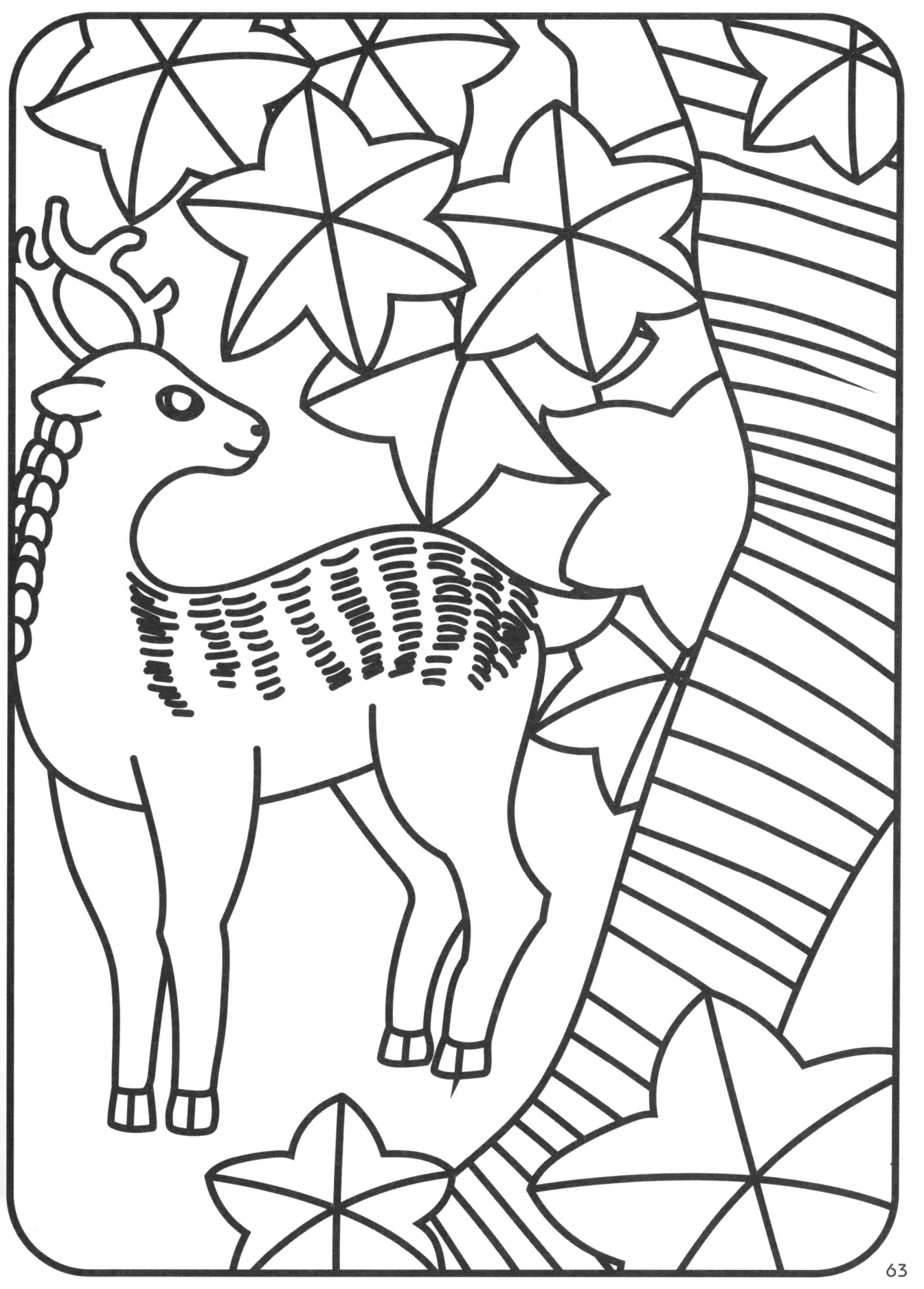

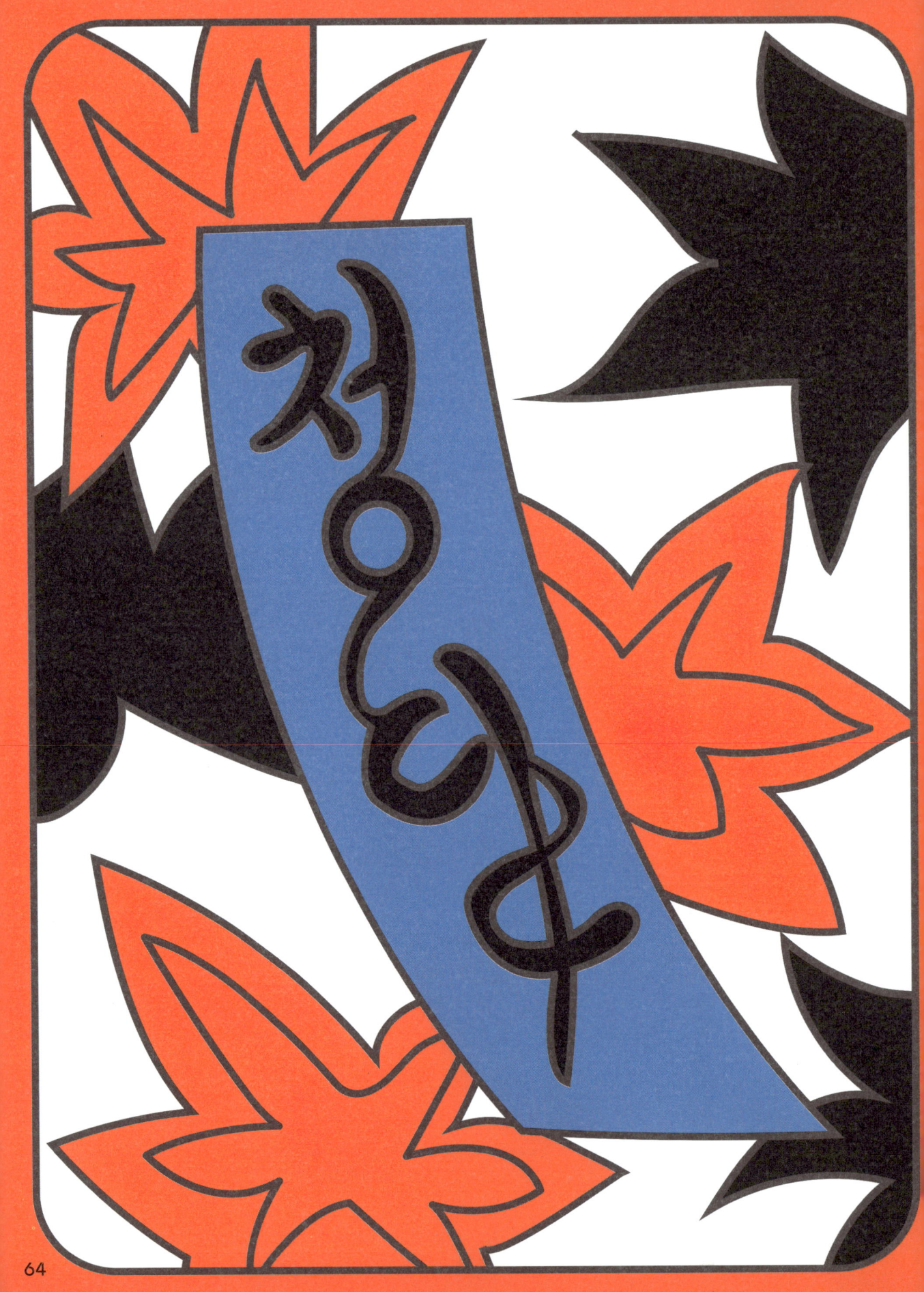

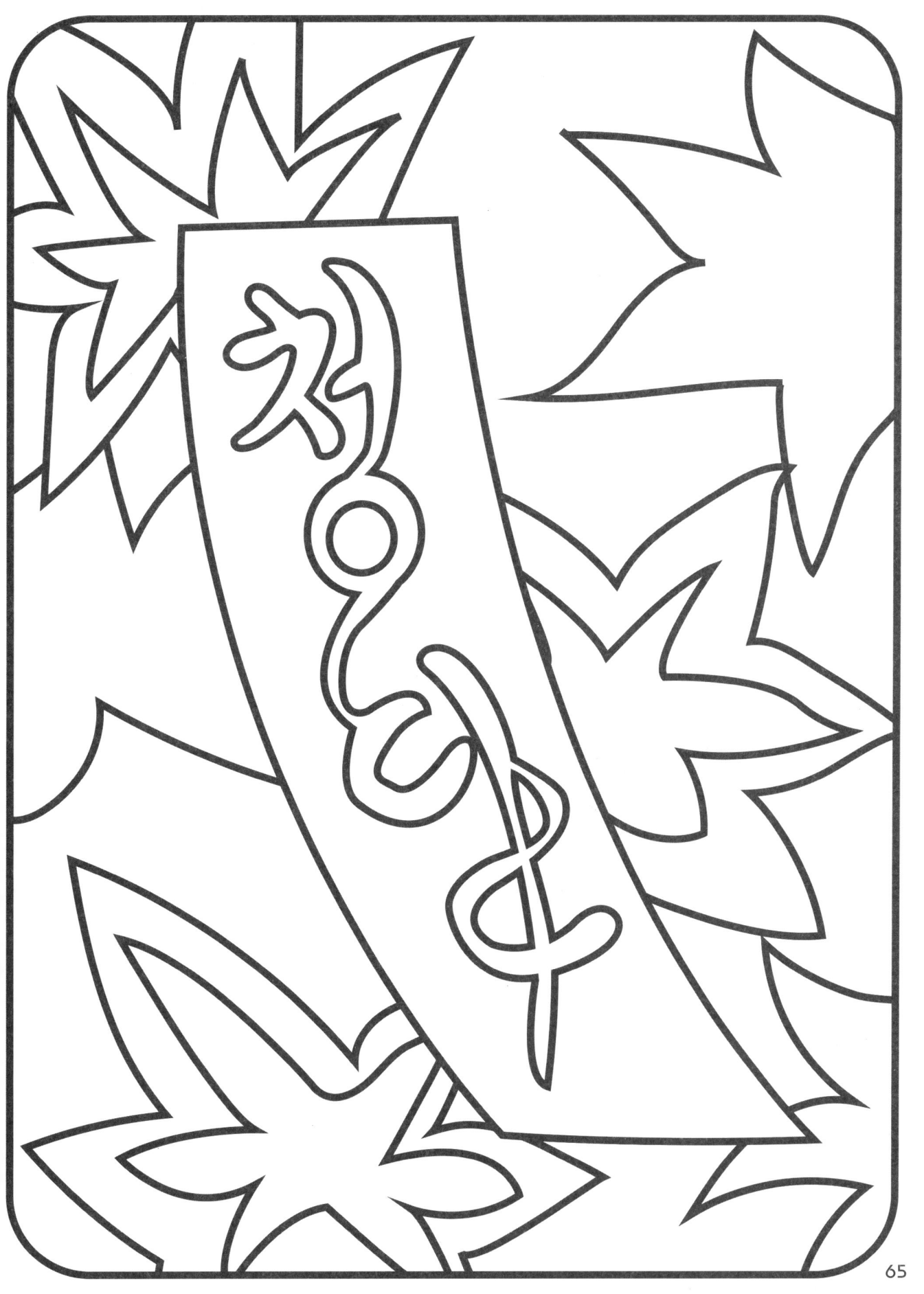

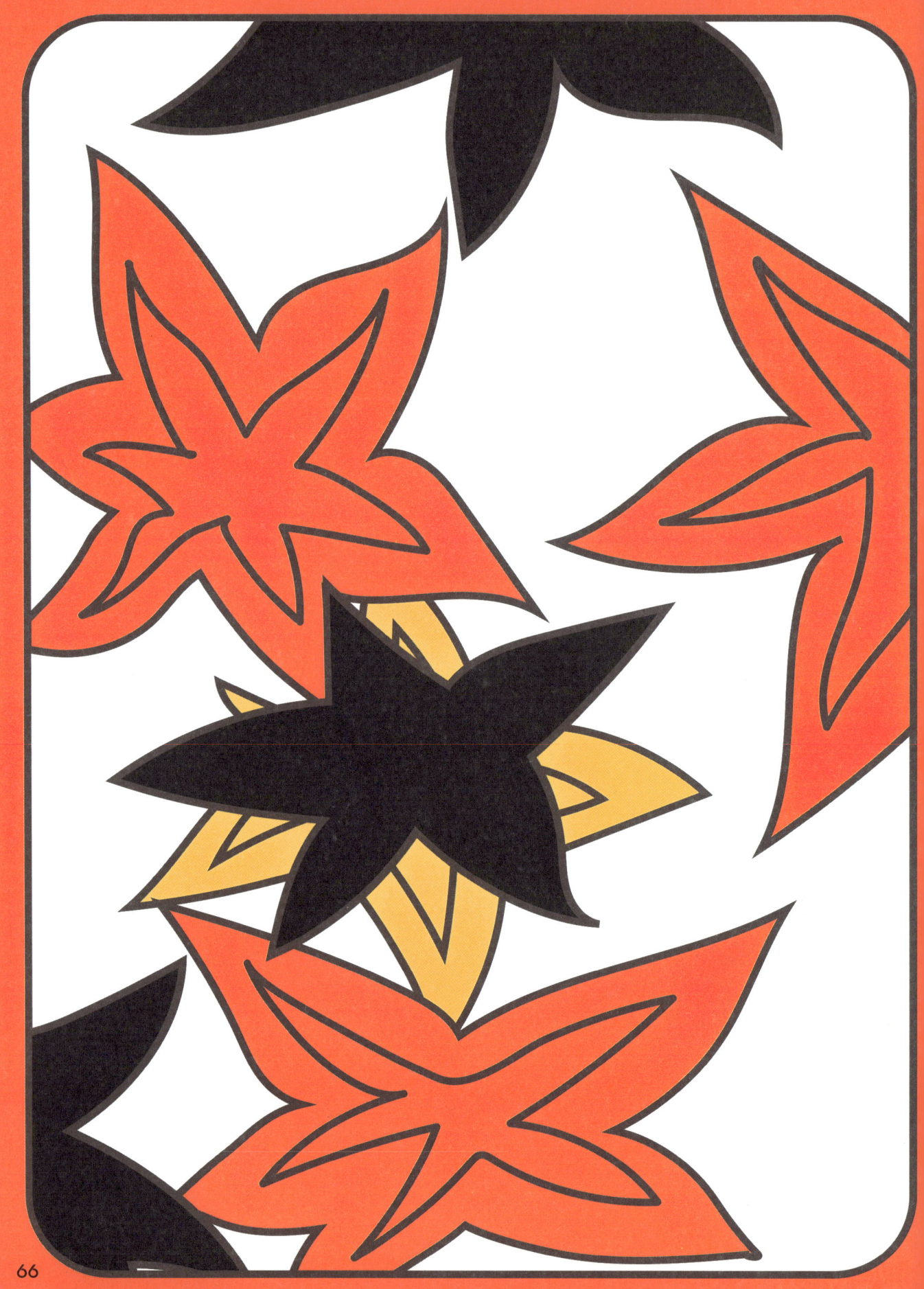

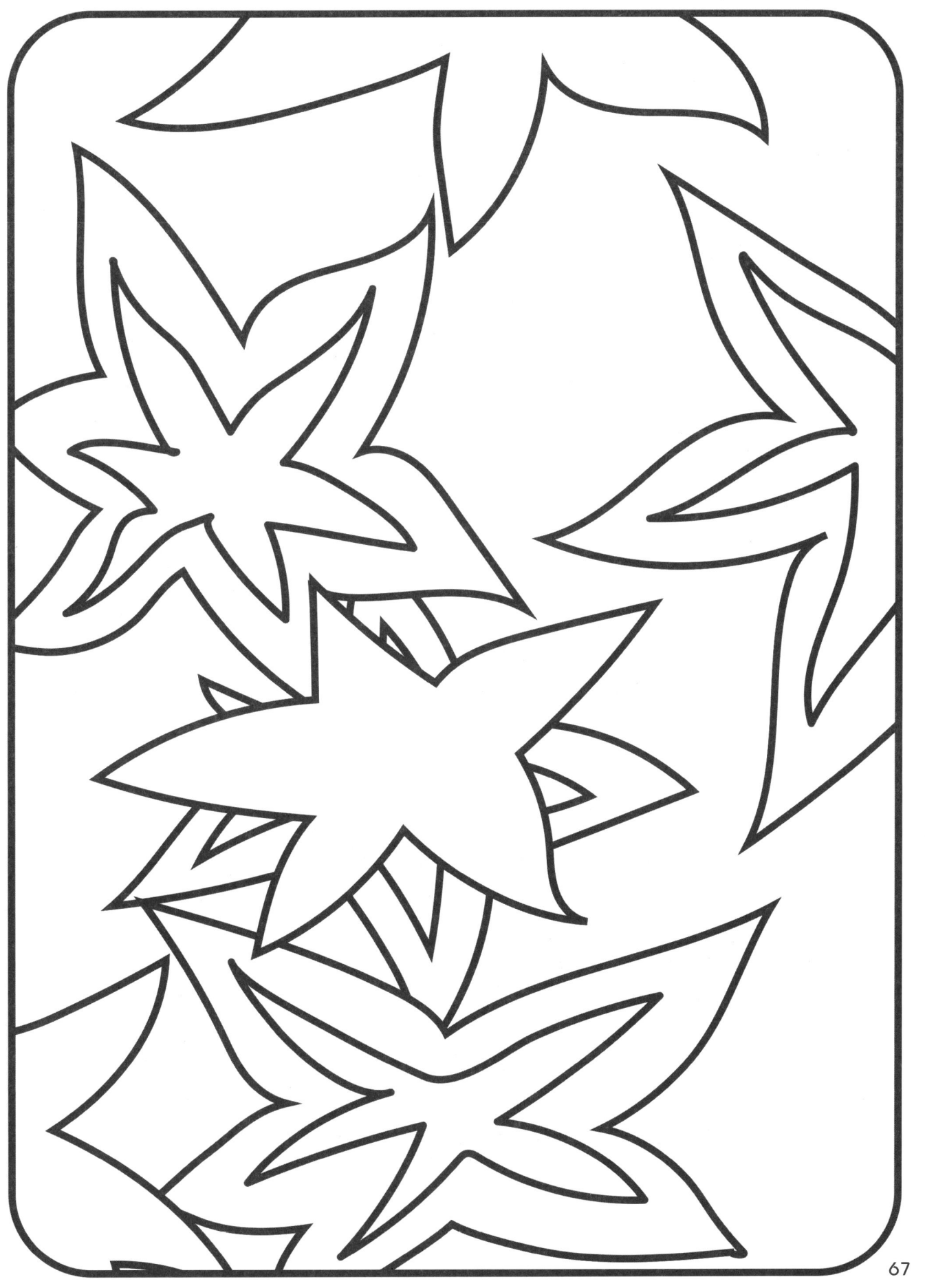

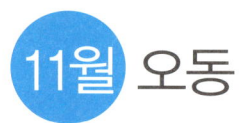 11월 오동

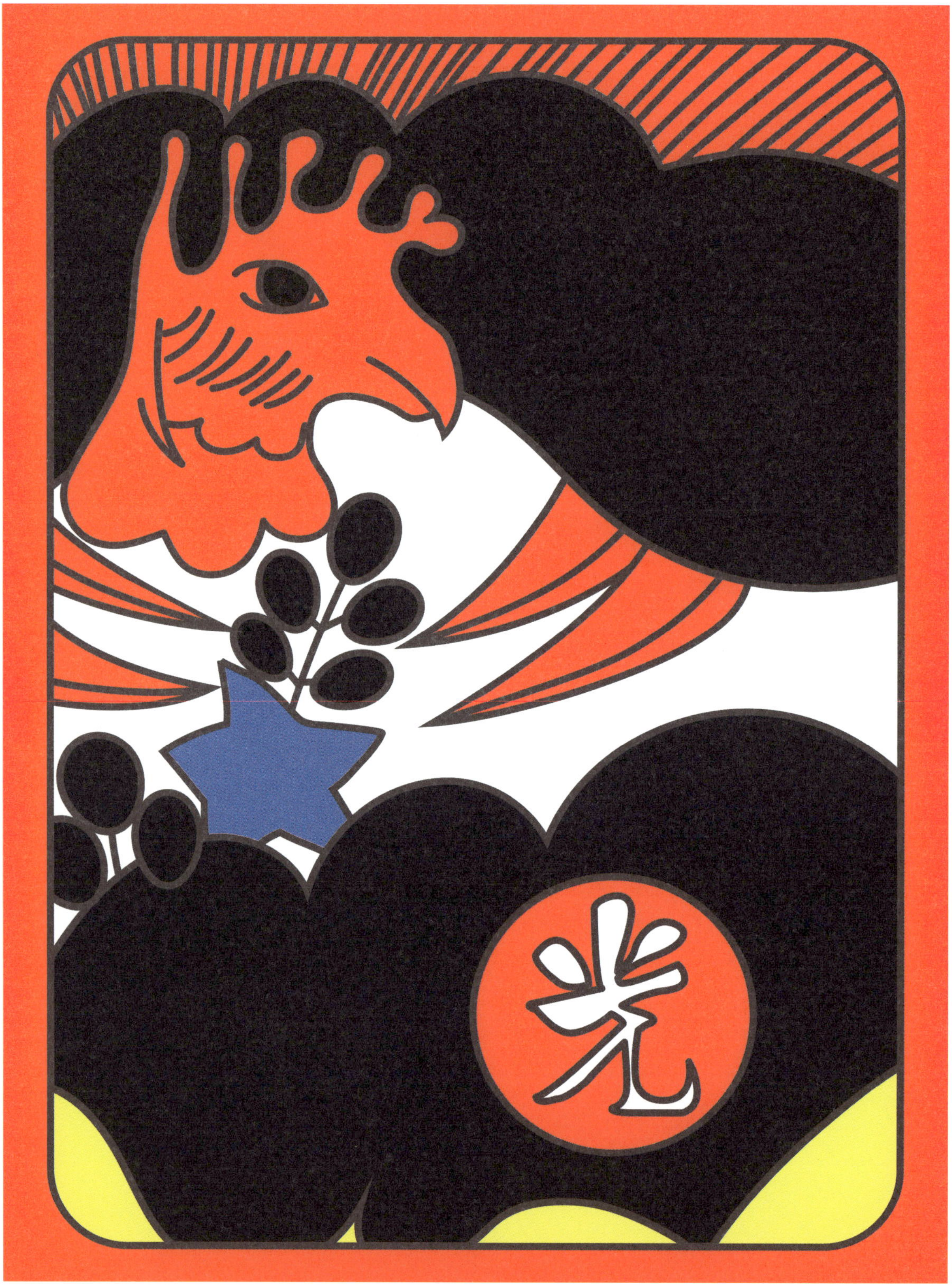

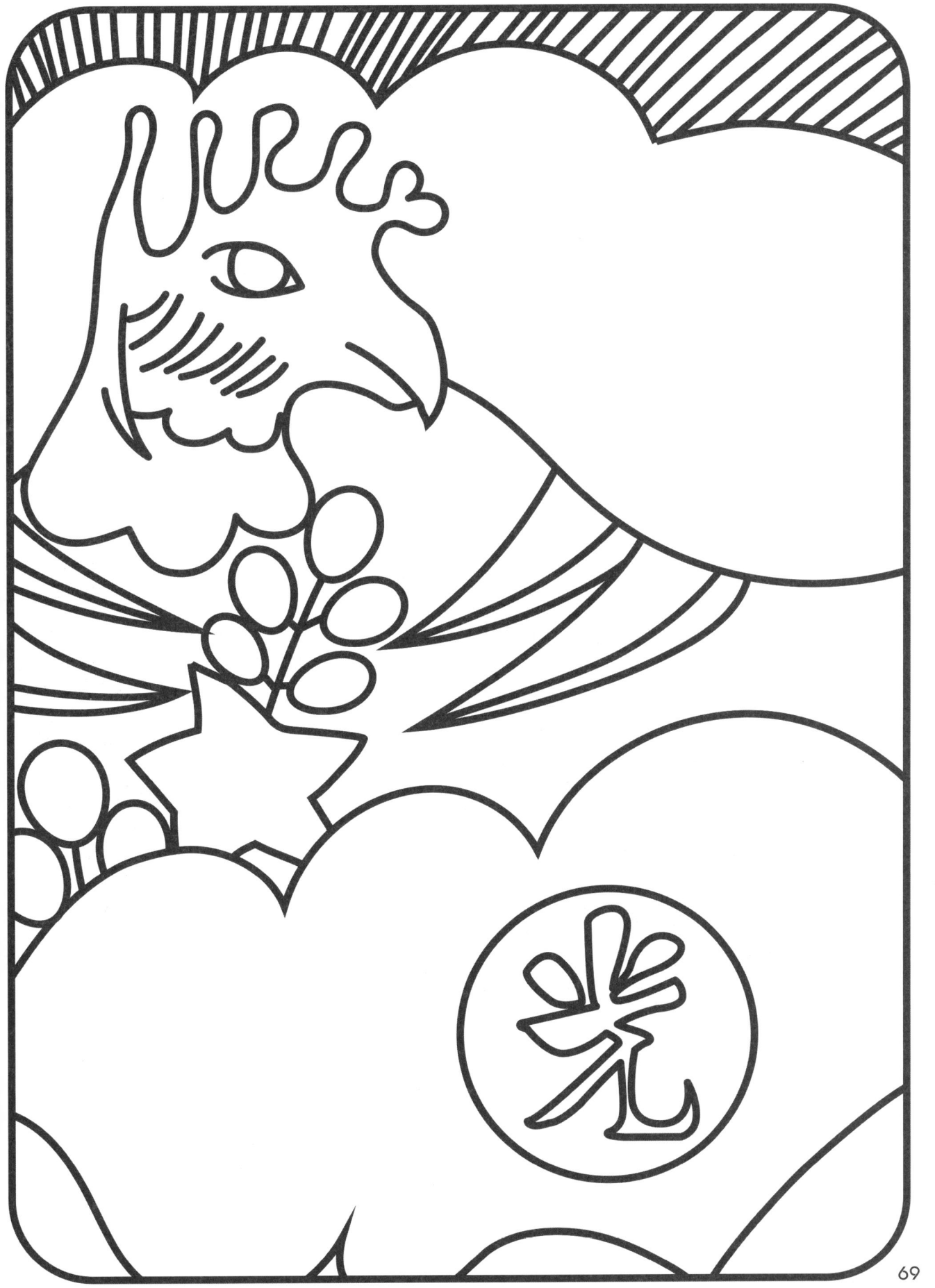

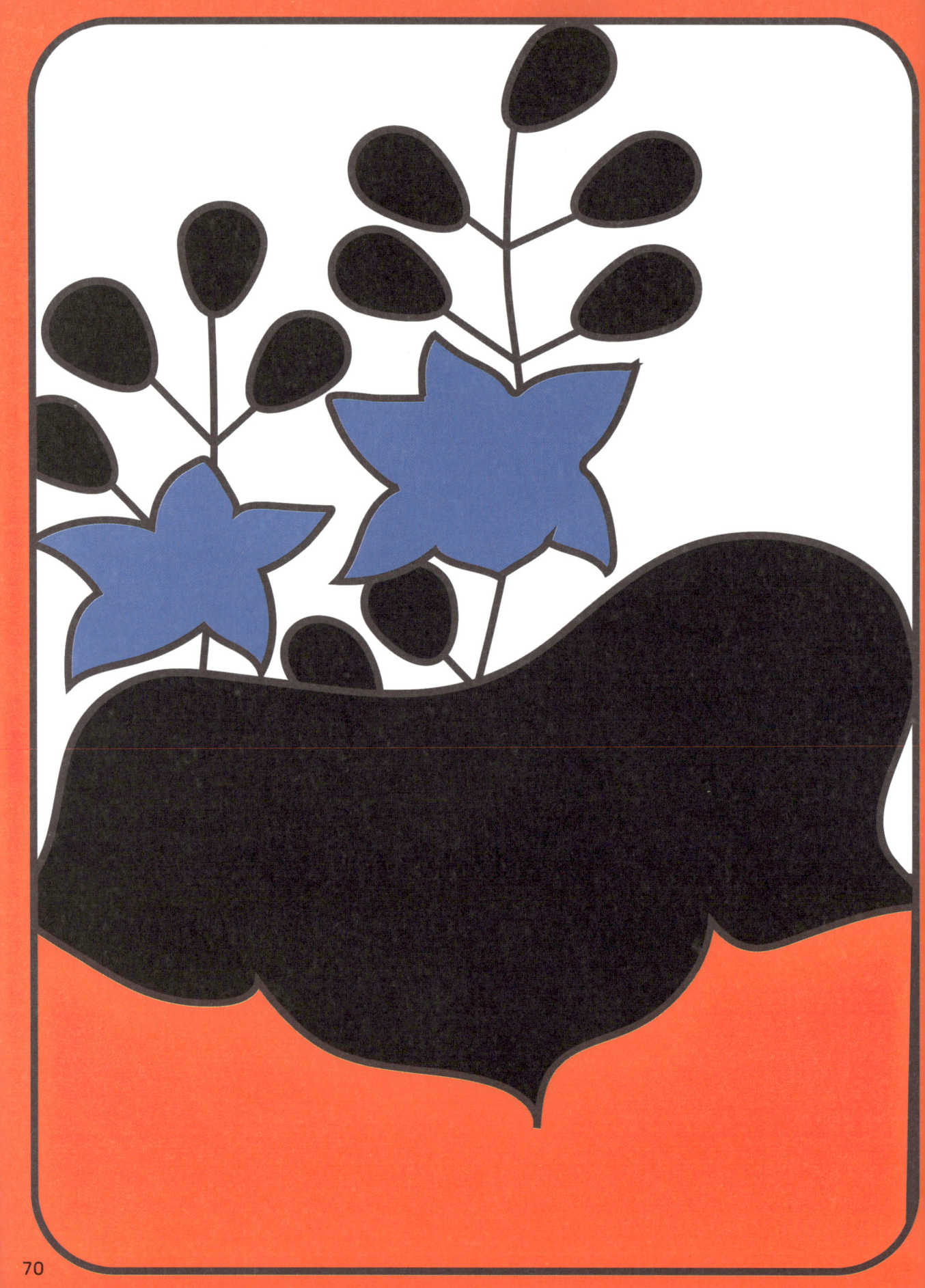

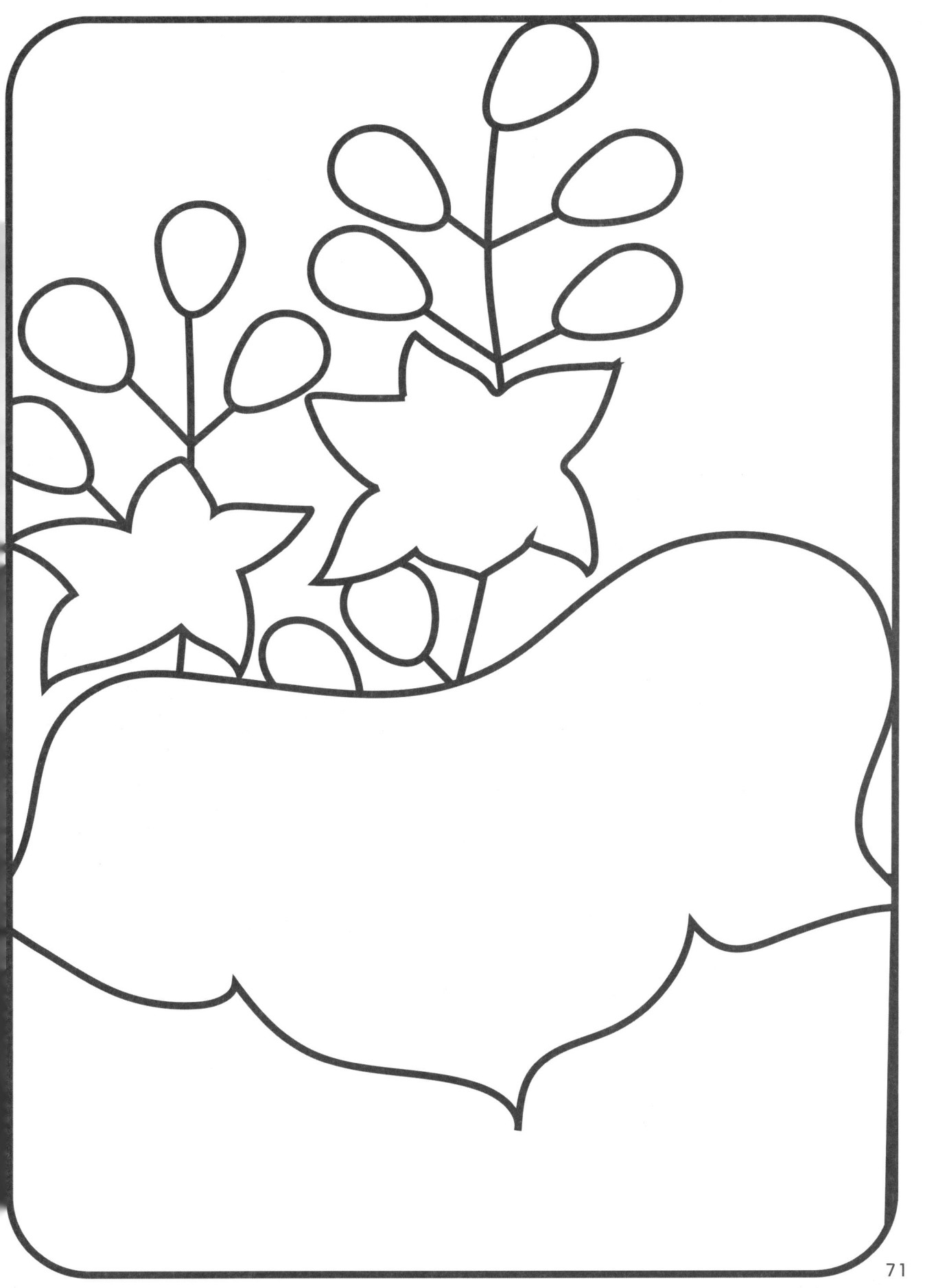

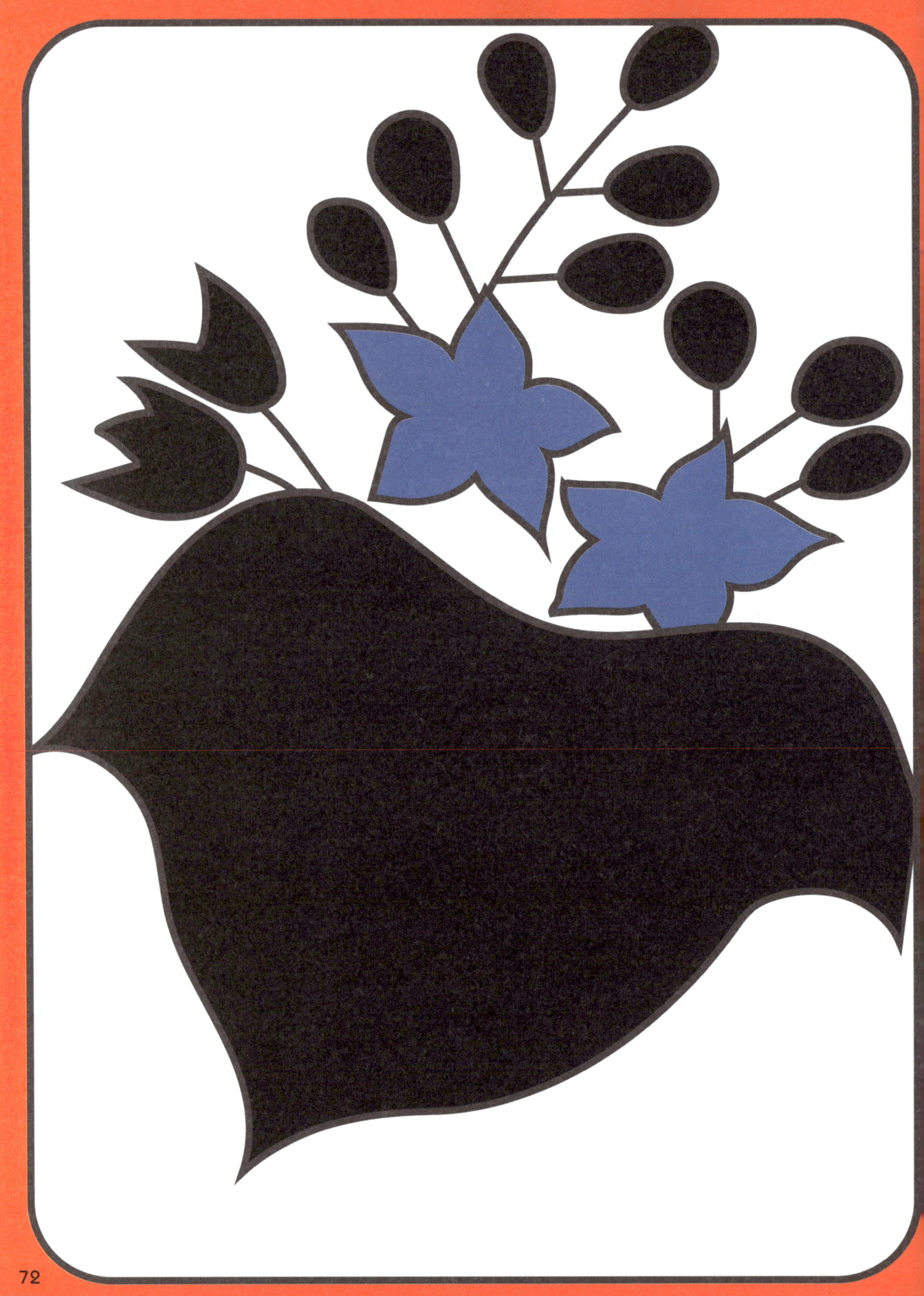

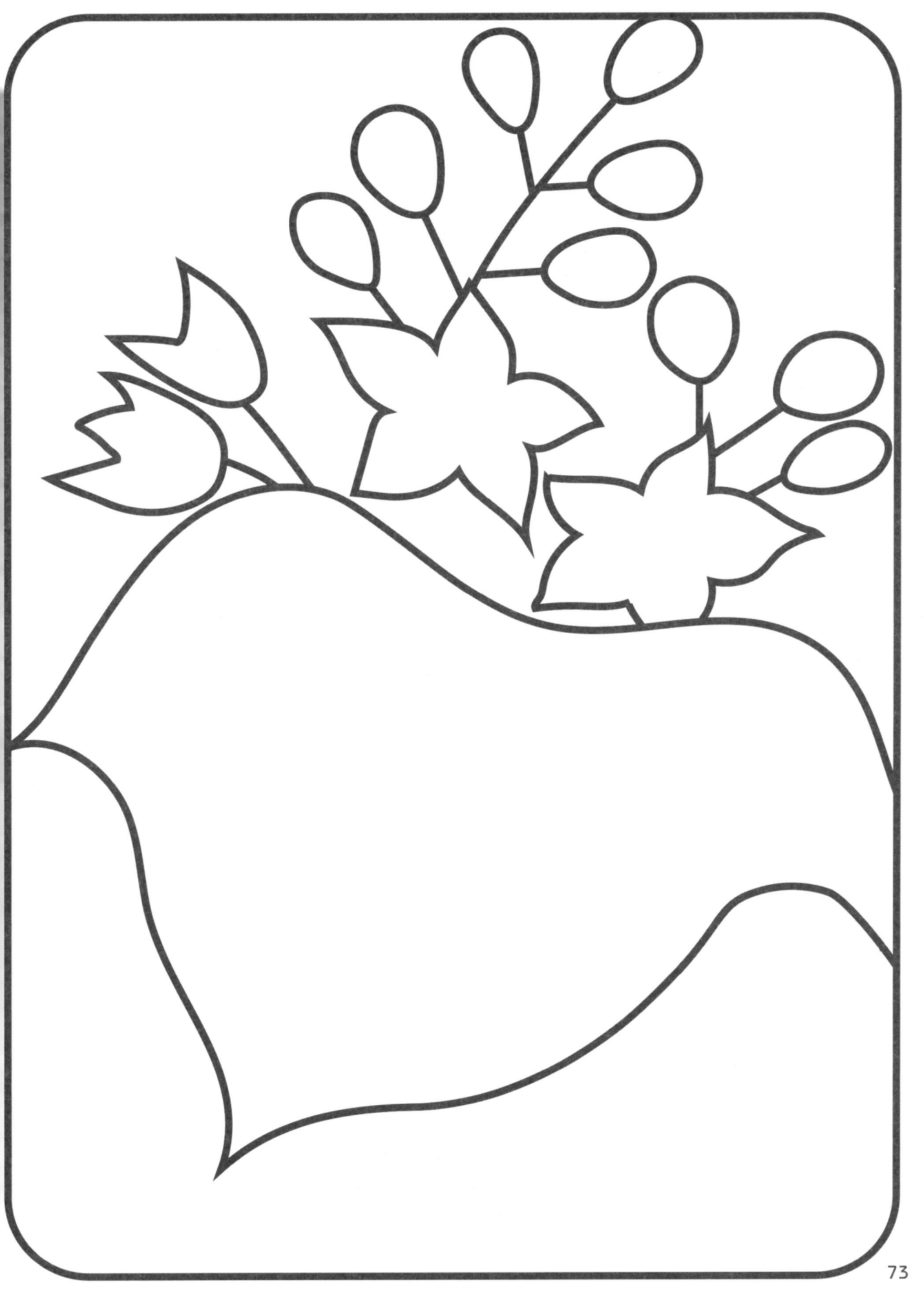

12월 비

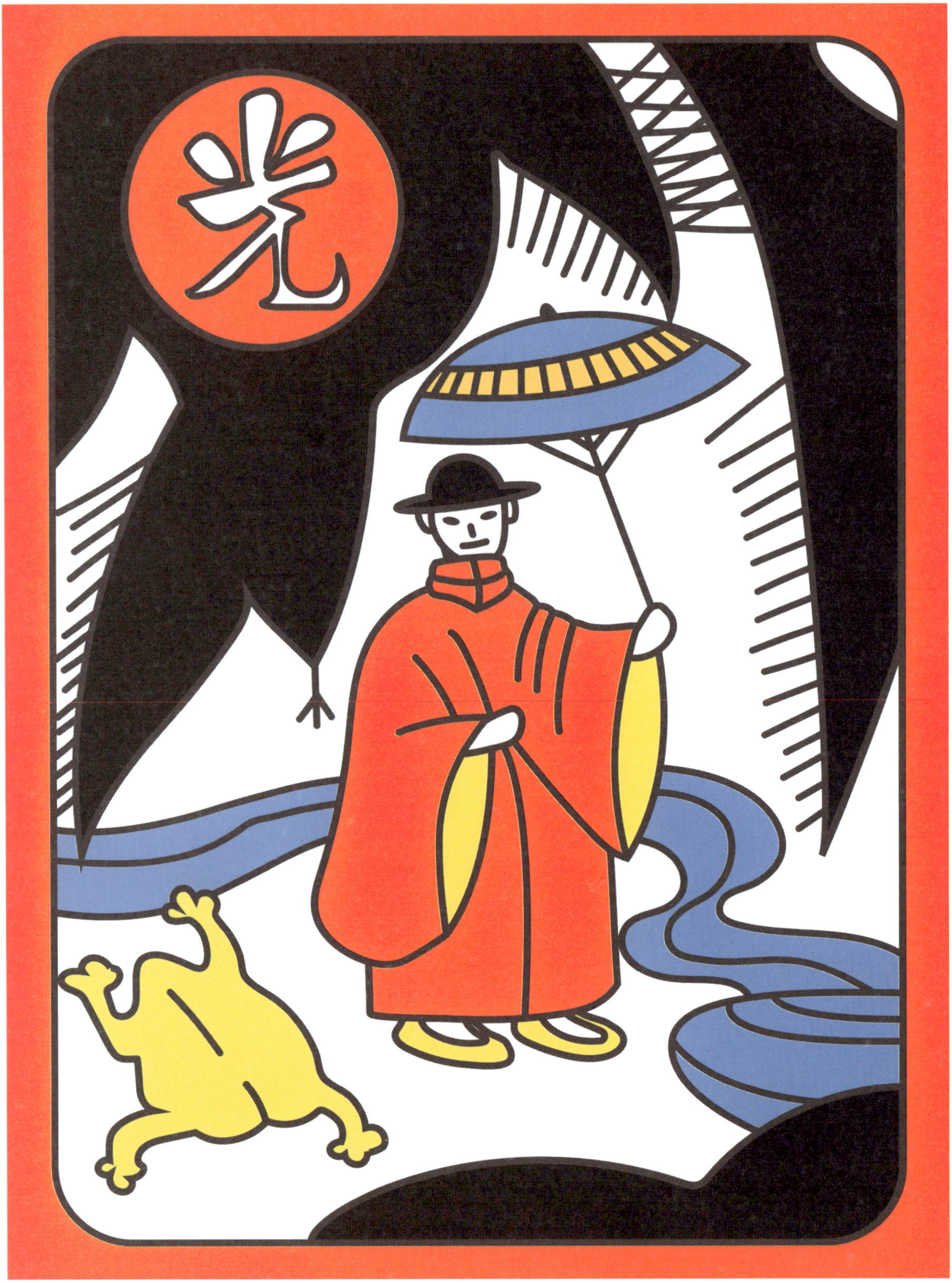

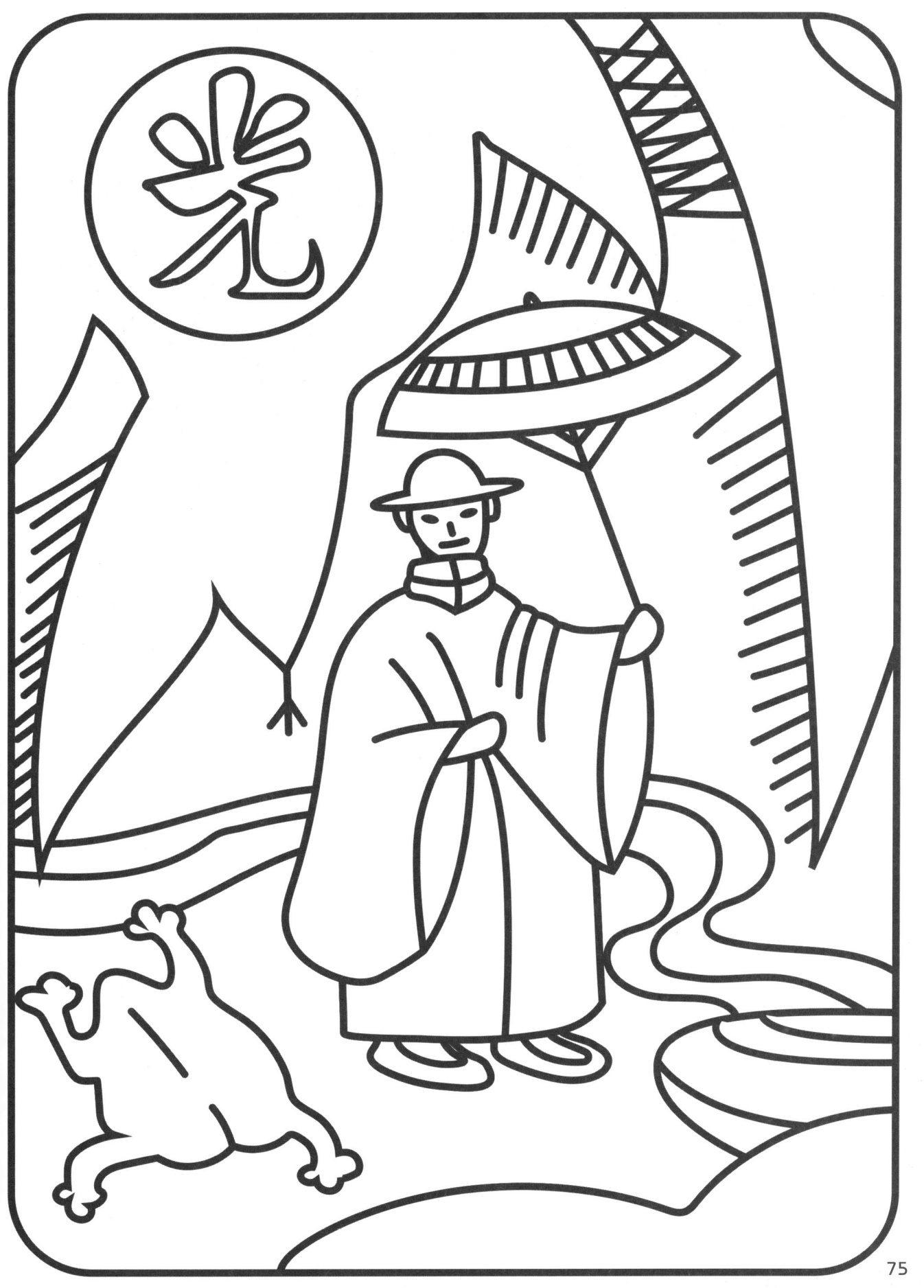

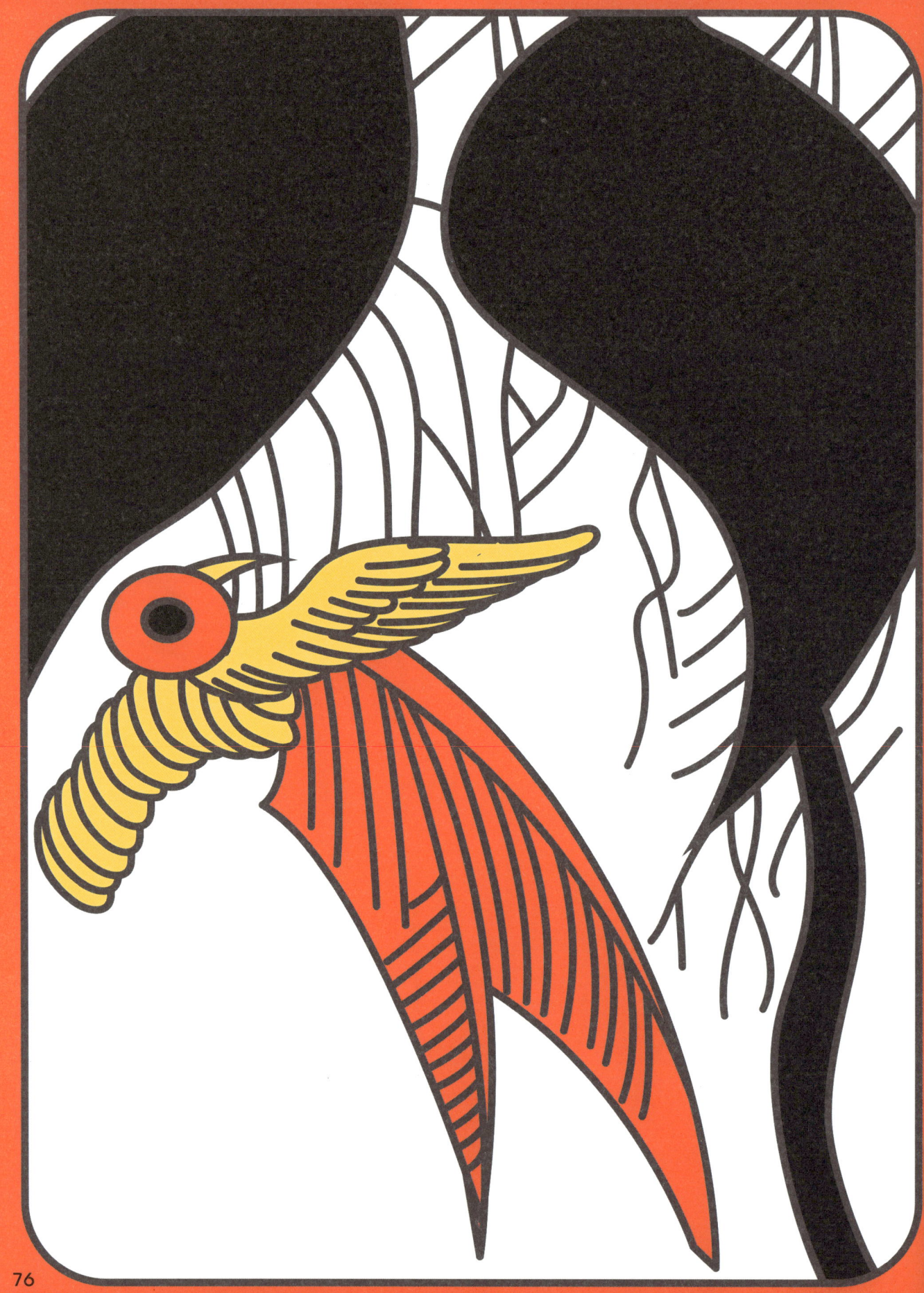

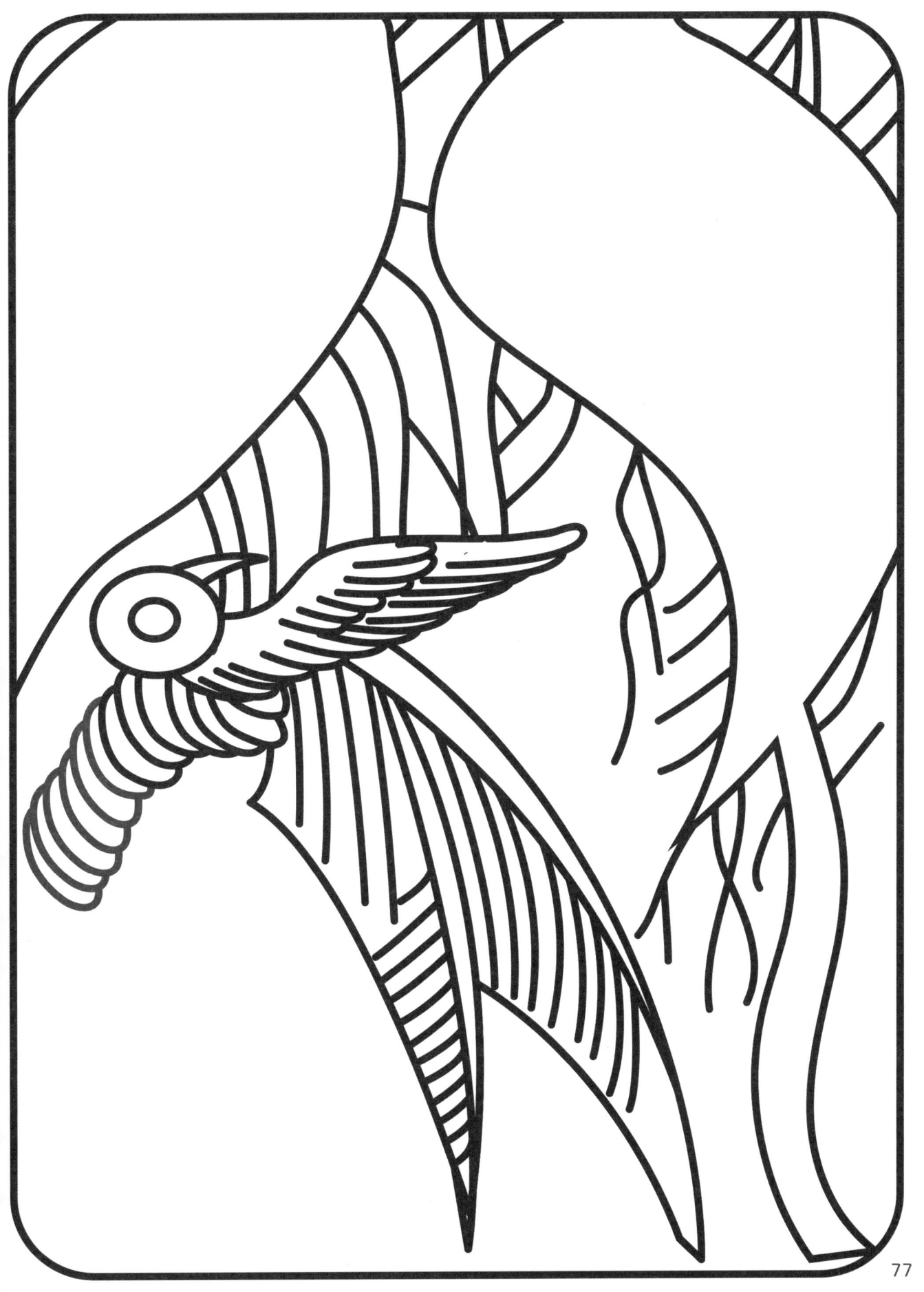

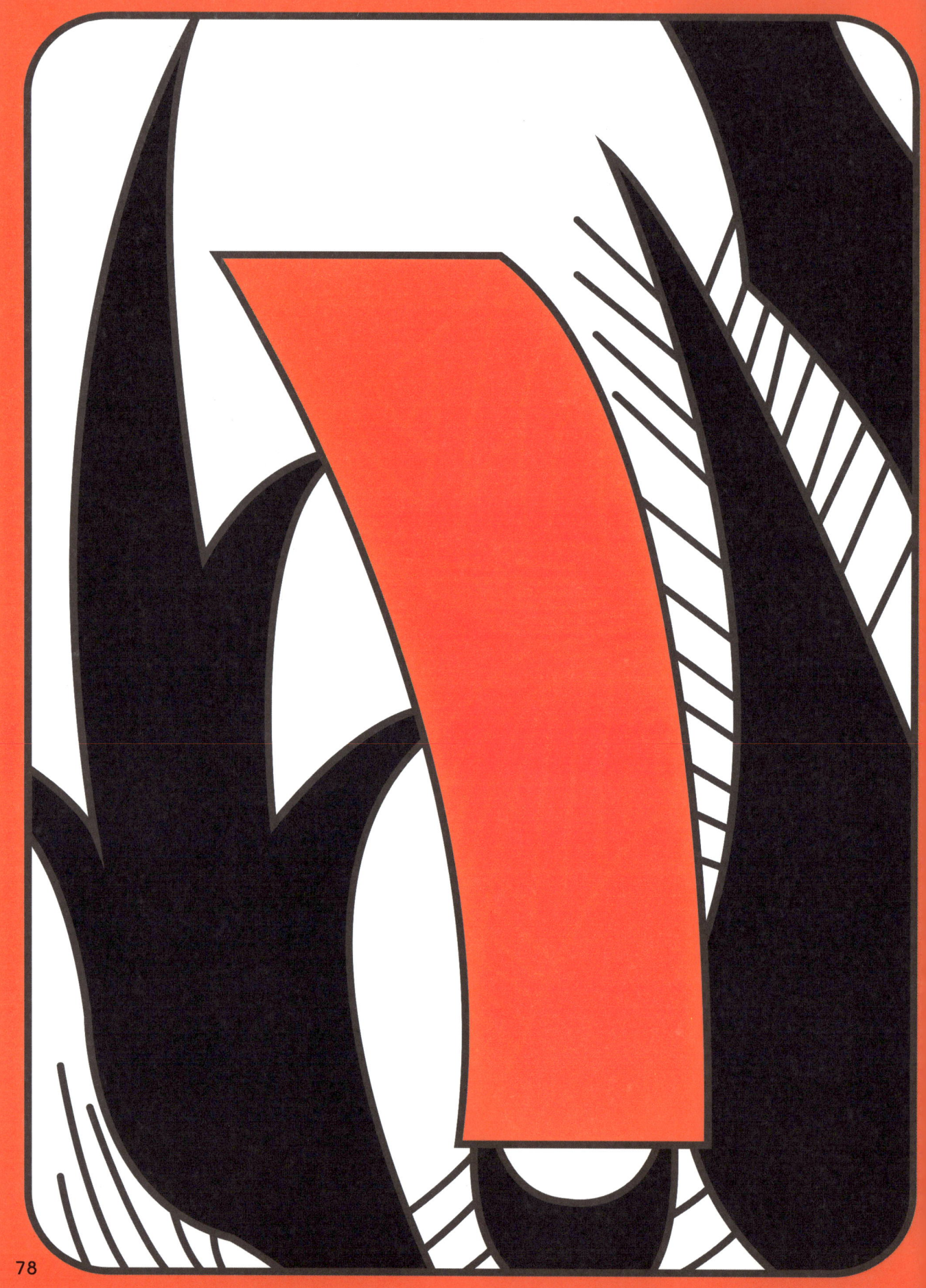

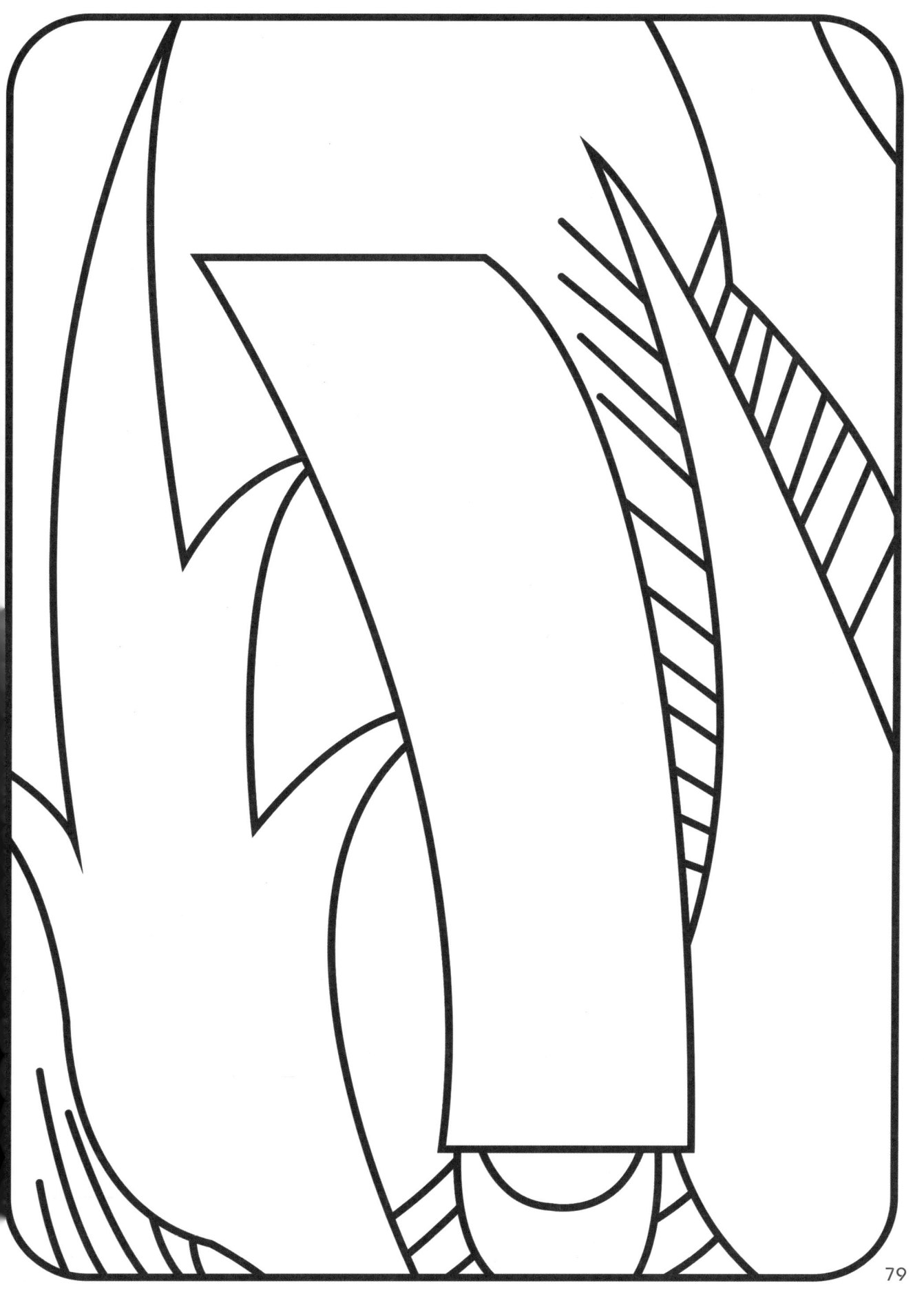

한 권의 색칠놀이를 마친 소감을 글이나 그림으로 남겨보세요.